Erste Schritte im Qigong

Grundübungen
in der chinesischen
Heilgymnastik

von Joachim Stuhlmacher

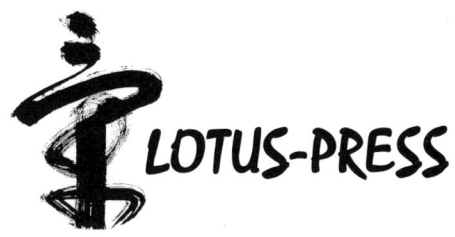

LOTUS-PRESS

Die Deutsche Bibliothek-CIP Einheitsaufnahme

Stuhlmacher, Joachim: Erste Schritte im Qigong / Grundübungen der chinesischen Heilgymnastik / von Joachim Stuhlmacher,

LOTUS-PRESS Lingen 10/2002

ISBN 3-935367-12-0

Coverfoto von Andrea Hanheide

ISBN 3-935367-12-0

Druckherstellung: Druckerei Ralf Müller, 49716 Meppen

Erste Schritte im Qigong

Grundübungen in der chinesischen Heilgymnastik

Einmal wurde Professor Cheng Man-ch`ing, einer der großen Meister des Taijiquan, gefragt: „Was ist der wichtigste Grund, das Taijiquan zu erlernen?"

Der Professor antwortete: „Der wichtigste Grund ist, dass dir, wenn du endlich zu einer gewissen Einsicht gelangt bist und verstehst, worum es im Leben geht, dann noch etwas Gesundheit geblieben ist, um es zu genießen!"

Ich glaube, dass dies für das Qigong ebenso zutrifft.

Vorwort

Während der letzten Jahre erfreut sich in unseren Breiten die chinesische Lehre des Qigong wachsender Beliebtheit. Als ich 1985 in Köln eine Schule eröffnete, war dieser Begriff weitgehend unbekannt, und ich nannte es zögernd „chinesisches Yoga", wohl wissend, dass ich damit einem Missverständnis Vorschub leistete. Auch wenn inzwischen sogar von unseren Krankenkassen Qigong Kurse angeboten werden, so herrscht doch immer noch viel Verwirrung und Irrglauben über diesen alten und erprobten **Weg der Selbstkultivierung.**

Mit dem vorliegenden Buch ist es dem Autor gelungen, dem interessierten Laien wichtige Grundkenntnisse über die Geschichte, Bedeutung und Praxis des Qigong zu vermitteln.

Dabei kann und will er nicht in dem knappen Werk den ganzen Facettenreichtum einer über Jahrtausende gewachsenen Lehre zu Gesundheit und Lebensfreude darlegen. Er ermöglicht es Ihnen, ein rechtes Verständnis für diesen aus einer fremden Kultur zu uns gelangten Schatz zu entwickeln. Viele Fragen werden offen bleiben und ich hoffe, gerade genug, um Sie zu motivieren, diesen Weg für sich zu versuchen. Ich bin von tiefer Dankbarkeit erfüllt all jenen Menschen gegenüber, die Qigong erprobt, erweitert und bereichert haben und über die Generationen bis in unsere Zeit trugen.

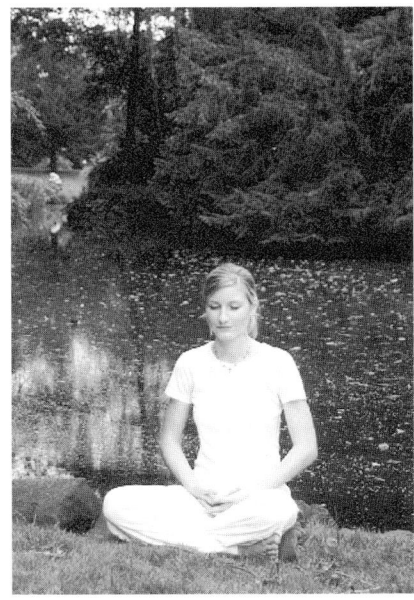

Ich danke Joachim Stuhlmacher für seine Arbeit, die dazu beiträgt, dass Qigong auch bei uns auf einen fruchtbaren Boden fallen kann und dem Leben erhalten bleibt.

Yürgen Oster

Vorwort des Autors

Weisheiten aus dem Fernen Osten sind „in". Immer mehr Menschen, gerade aus den westlichen Industrieländern, suchen nach Übungen zur Gesundheitsvorsorge, zur Stressbekämpfung, ja einige sogar nach einem anderen „Sinn des Lebens". Immer mehr Menschen sehen ein, dass ein guter Job, viel Geld und Besitz aus uns nicht gesündere, glücklichere Menschen machen, sondern dass wir damit oft den Grundstock zu Krankheit und Unglücklichsein legen.

Aus dem Osten kommen viele solcher Übungssysteme und überschwemmen den westlichen Markt geradezu. Ob Yoga, einige Kampfsportarten, Taiji oder Zen, sie alle versprechen ein gesundes, glückliches Leben im Einklang mit der Natur. Doch ganz so einfach, wie wir uns das im Westen oft vorstellen, ist es natürlich nicht. Wir meinen, wir müssen nur die Spritze oder das Medikament durch Qigongübungen ersetzen, und schon sind wir glückliche, gesunde Menschen. Alle oben genannten Systeme haben, so denke ich, eines gemeinsam: Sollen sie wirken, so müssen sie regelmäßig (sprich täglich) praktiziert werden. Aber auch diesen Weg sind immer mehr Menschen bereit zu gehen.

Abgesehen davon müssen wir uns auf ein völlig anderes System von Begriffen, Werten und Normen und damit einhergehenden Techniken einlassen, ohne dass uns diese plausibel erklärt, ja mehr noch, für unseren Alltag praktisch erfahrbar und erlebbar gemacht werden. Inzwischen sind etliche Bücher auch auf dem deutschen Büchermarkt erschienen, die fast ausnahmslos nach dem gleichen Muster gestrickt sind. Zuerst gibt es einen kurzen Ausflug in die Geschichte des Qigong, anschließend erfolgt die Erläuterung einiger Begriffe aus der Traditionellen Chinesischen Medizin, dann werden Begriffe und Verhaltensregeln des Qigong vorgestellt, schließlich, im oft größten Abschnitt des jeweiligen Buches, folgt der praktische Teil mit entsprechenden, in Wort und Bild beschriebenen, Qigongübungen einer bestimmten Schule, die die Leser dann zu Hause nachahmen und erlernen sollen. Oder aber, es sind sogenannte Standardwerke, die den Qigonginteressierten oder -anfänger mit einer riesigen Fülle an Informationen schnell überfordern und den Zugang zum Qigong letztlich sogar verhindern können.

Aus diesem Grund möchte ich in diesem Buch einen praktischen Einstieg ins Qigong wagen, ohne direkt eine bestimmte Qigongmethode zu propagieren, da ich der Meinung bin; wie viele andere Buchautoren übrigens auch; dass man Qigong nicht aus einem Buch erlernen kann.

Aus meiner mehrjährigen Erfahrung als Kursleiter auf diesem Gebiet ist dieses Buch entstanden, welches Ihnen einen direkt erfahrbaren, praktischen Einstieg ins Qigong eröffnen soll. Das heißt nicht, dass ich sozusagen eine „verwestlichte" Form des Qigong beschreiben oder kreieren möchte, sondern ich habe im vorliegenden Buch versucht, die Theorie, die unbestritten zumindest in Ansätzen vorhanden sein sollte, sogleich mit praktischen Beschreibungen oder direkt erfahrbaren Übungen zu erläutern. Auch in diesem Buch finden Sie Kapitel über die Geschichte des Qigong oder über die Traditionelle Chinesische Medizin. Der Unterschied zu anderen Büchern liegt darin, dass ich einen möglichst nachvollziehbaren und in den Alltag einbeziehbaren Rahmen an Wissen erläutern möchte und ich statt einer festen Qigong-Übungsreihe eher das Wesentliche des Qigong herausarbeiten und greifbar machen möchte.

So sind denn in erster Linie auch Anfänger und Einsteiger oder allgemein Interessierte die Zielgruppe meiner Zeilen, obwohl vielleicht auch einige Fortgeschrittene, zumindest aber die das Qigong Weitergebenden, die eine oder andere Anregung auf den nächsten Seiten finden könnten. Damit ist eigentlich auch klar, dass ich mit diesen Seiten keinen Anspruch auf Vollständigkeit erhebe, sondern ganz im Gegenteil, zu eigenem Erleben und Forschen im Sinne des Qigong motivieren möchte. Körper und Geist sind eins, die Theorie und die Praxis sollten sich ergänzen. Doch das Wichtige ist nicht das Studium der Theorie, das eigene Üben steht im Vordergrund.

Wir „Kopfmenschen", wie uns die Asiaten gerne nennen, haben es verlernt, über uns selbst das Leben zu studieren und zu erfahren.

Wer nach dem Lesen dieses Buches Qigong erlernen, erfahren und üben möchte, suche sich einen qualifizierten Lehrer. Wer auch theoretisch weiter in das Gebiet einsteigen möchte, der sei auf die Bibliographie am Ende des Buches verwiesen.

Für konstruktive Kritik bin ich jederzeit sehr dankbar und hoffe, dass dieses Buch den Menschen, für die ich es geschrieben habe, einen Einstieg in das vielseitige Übungssystem Qigong ermöglicht und ihr bisheriges Interesse zu einem praktischen eigenen Übungsweg wachsen wird.

Joachim Stuhlmacher, Meppen 1996

Nachtrag zur Neuauflage 2002:

Die Erstauflage ist vergriffen und nun erscheint diese Neuauflage. Es sind kaum Veränderungen im Text vorgenommen worden. Dies hat mir gezeigt, wie aktuell und passend ich seinerzeit versucht habe, das Thema „Qigong" einer breiten Masse von Menschen möglichst leicht verständlich nahe zu bringen.

Die Fotos sind allesamt neu und hier und da wurde der Text ergänzt.

Ich wünsche Ihnen viel Anregung und Freude mit Qigong, denn ohne Freude werden Sie nicht lange Qigong praktizieren! Diese Freude wird im Laufe der Zeit immer größer werden. Sie benötigen ein wenig Geduld und Ausdauer, da Sie die Qualitäten von Qigong nur langsam wahrnehmen. Tägliche Übung ist dabei unabdingbar.

Aber ich verspreche Ihnen, es lohnt sich!

Herzlichst

Joachim Stuhlmacher, Lingen 2002

Danksagung

Ich möchte mich an dieser Stelle von ganzem Herzen bei meinen Qigong-Lehrern bedanken. Besonders bei:

Frau Dr. Josefine Zöller, die mir über ihre Art der Qigongvermittlung und ihre Lebensart den Aspekt der Demut und Wahrhaftigkeit im täglichen Leben deutlich machte.

Herrn Yürgen Oster, der nicht nur das Vorwort geschrieben hat, sondern mich tief inspiriert hat, mich intensiv ins Qigong zu stürzen.

Meinen Meistern Zhi Chang Li und Liu Han Wen für ihre im wahrsten Sinne des Wortes wundervolle Unterweisung.

Den Lehrern der „Bochumer Schule" für Traditionelle Chinesische Medizin.

Außerdem bin ich meinen unzähligen Weggefährten und Schülern zu Dank verpflichtet. Durch sie bin ich immer auch Lernender geblieben.

Bedanken möchte ich mich bei meiner Freundin Daniela Glaß, die, wie so oft, ruhig und geduldig Modell stand und dieses Buch mit ihrer Ausstrahlung bereicherte.

Kurze Geschichte des Qigong

In anderen Büchern zum Thema gibt es gute und ausführliche Darstellungen der Entstehungsgeschichte des Qigong. Trotzdem möchte ich die wichtigsten Etappen der Geschichte des Qigong hier kurz darlegen und vor allem auf bestimmte, wichtige Entwicklungen besonders hinweisen, da gerade wir hier im Westen mit unserer doch völlig andersartigen Kulturgeschichte einige Tatsachen immer wieder falsch einordnen.

Die Vorläufer des heutigen Qigong sind über 4000 Jahre alt. Ich weiß nicht, wie es Ihnen beim Lesen dieses Satzes geht. Als ich zum ersten Mal etwas über das Alter der Qigongübungen gehört habe, war meine Reaktion eigentlich ein etwas abfälliges: „Ach Gott, ja, ganz schön alt". Wenn ich aber daran denke, wie schnelllebig unsere Zeit und auch unser Wissen heute ist und wie schnell irgendwelche „Wahrheiten" widerlegt werden, so kann ich nur voller Demut feststellen, dass die Chinesen vor mehr als vier Jahrtausenden etwas erschaffen, entdeckt und weiterentwickelt haben, was heute noch Gültigkeit besitzt. Ja, gerade die „Klassischen Werke" sind heute aktueller denn je. Ich muss dies einfach anerkennend bestaunen. Überlegen Sie an dieser Stelle doch einmal, wie alt zum Beispiel das Autogene Training, Aerobic oder ähnliche Übungssysteme des Westens sind, damit Ihnen klar wird, welch eine Geschichte das Qigong durchlebt und bestanden hat.

Anfangs ist in der Literatur noch nicht von Qigong die Rede, sondern von „Lebenstänzen", aber auch dort geht es schon darum, die „Betrübnis zu verlieren und die Vitalität wiederzuerlangen." „Übungen zur Pflege des Lebens und zur Erlangung eines langen Lebens" war dann der nächste Oberbegriff für diese Übungsmethoden. Eine dieser uralten Übungsanleitungen heißt zum Beispiel: „Schnauben und den Mund aufsperren, ausatmen und einatmen, die alte Luft ausstoßen und die neue einziehen, sich recken wie ein Bär und strecken wie ein Vogel; das ist die Kunst, das Leben zu verlängern."

Daoyin-Übungen (Dehnen, Leiten und Führen des Qi) wurden die Übungen kurz vor unserer Zeitrechnung genannt. Aus dieser Zeit gibt es auch schon farbige Bildtafeln mit Darstellungen von Qi-

Übungen. Der Begriff Qigong entstand offiziell in der Mitte des letzten Jahrhunderts. Neben der Erhaltung der Gesundheit, dabei sicher auch der Arbeitskraft, und der Therapie bei Krankheiten ging es bei allen Formen von Qi-Übungen immer auch um eine vernünftige, wahrhafte Lebensführung. Ja, die klassischen Schriften sagen ganz deutlich, dass vollkommene Gesundheit ohne einen aufrichtigen und natürlichen Lebensstil gar nicht zu erreichen sei.

Im ältesten Medizinklassiker (Huangdi neijing suwen) heißt es: „Wenn man gelassen und frei von Wünschen ist, erhält man sich das Wahre Qi, wenn man die geistigen Kräfte im Inneren bewahrt, wie könnte Krankheit einen da angreifen?"

Hier wird deutlich, dass es bei Qigong nicht nur um gesundheitsfördernde Übungen geht, sondern der Lebensstil und die Charakterhaltung sollen ebenfalls einbezogen und gegebenenfalls geändert werden, um ein wahrhaftes, langes Leben frei von Krankheit und im Einklang mit dem Kosmos führen zu können.

Der Einfluss der ebenfalls schon zu dieser Zeit existierenden chinesischen Medizin war bei derlei Wirkungen der Qi-Übungen nicht verwunderlich, zumal die chinesischen Ärzte im alten China nur so lange bezahlt wurden, wie ihre Patienten gesund waren. – Ja, Sie haben richtig gelesen! Stellen Sie sich solch ein „Gesundheitssystem" (im wahrsten Sinne des Wortes) einmal bei uns heute vor. Ich bin mir nicht sicher, ob unsere Ärzte so viel Geld verdienen würden wie in unserem jetzigen System.

Aber dadurch hatten die chinesischen Mediziner natürlich auch ein sehr großes Interesse an gesundheitserhaltenden Übungen, ja sie selber forschten und kreierten eigene Qi-Übungen, wie zum Beispiel der berühmte Arzt Hua Tuo, der das „Spiel der fünf Tiere" entwickelte, eine Übungsreihe, die im heutigen China in etwas modifizierter Form zu den bekanntesten Übungsreihen gehört. All die großen, berühmten Ärzte der damaligen Zeit waren in erster Linie Qigong-Experten und entwickelten aus diesem Wissen heraus die anderen Aspekte der heutigen chinesischen Medizin wie etwa Akupunktur oder Kräuterkunde.

In all diesen Jahrtausenden entwickelte sich das Qigong immer weiter. Es entstanden verschiedenste Formen, es wurde geforscht, weiterentwickelt und über einen solch langen Zeitraum hinterließen natürlich auch die großen Philosophieströmungen ihre Handschrift in den Qi-Übungen. Der Taoismus, der Konfuzianismus und der Buddhismus, die drei großen religiösen Lebensphilosophien in der Geschichte Chinas, beeinflussten natürlich erheblich die Geschichte des Qigong. Und so unterschiedlich auch die Ansätze im Einzelnen waren, so ging es doch immer um eine wahrhafte und damit gesunde Lebensführung des Menschen.

Die Daoistische Schule des Qigong förderte in ihren Übungen sehr stark den alchimistischen Prozess. Diese „Innere Alchimie" soll die Körperenergien verfeinern und zu spiritueller Reife führen. Dem Dao (s.Seite 29) des Himmels und der Erde zu folgen war ein wichtiges Ziel des Daoismus. Die Daoistische Tradition entwickelte Übungen, die der Herstellung eines „Elixiers" im Unteren Dantian dienten.

Die Konfuzianer versuchten das Qigong eher dogmatisch einzusetzen. Schlechte Neigungen des Individuums sollten durch Tugendhaftigkeit und Moral ersetzt werden, das Dao des Menschen sollte befolgt werden.

Buddha dagegen wollte anfangs mit seiner Form des Qigong die Gesundheit der Mönche verbessern. Später entwickelten sich weitere Übungsformen zur Stärkung der Übenden und auch Verteidigungsformen, die eng verbunden waren mit den Qi-Übungen. Der Shaolintempel und seine Kampfkunst ist heute noch ein weltweit bekanntes Zeichen dieser Entwicklung.

Die letzte große Richtung ist das Gongfu (Kung Fu). Häufig mit Kampfkunst übersetzt, bedeutet es eigentlich Arbeit, Fähigkeit oder Disziplin. Viele Arten und Stile des Gongfu entwickelten sich aus Qigong oder es entstanden Mischformen aus Kampfkunst und Qigong. Das sogenannte „Harte Qigong" liefert heute noch den Beweis der Wirksamkeit des Qigong gegen Angreifer. Einige Meister dieser Qigongrichtung zeigen in wahrhaft atemberaubenden

Vorführungen die Überlegenheit dieser Techniken gegen äußere Einflüsse wie Fäuste, Stöcke oder gar Schwerter. Aber auch die später entstandenen „inneren" Kampfkünste wie Taijiquan, Xingyi und Bagua arbeiten in der Hauptsache mit der Lebenskraft, mit Qi, und verbanden altes „Qigongwissen" mit Kampfkunstelementen, praktischer Philosophie und Meditation.

Bis zum heutigen Tage entwickelt sich das Qigong immer weiter. Nicht nur in China, wo Mao Ende der fünfziger Jahre befahl, das „Schatzhaus" der Traditionellen Chinesischen Medizin (TCM) wieder zu entdecken; wird das Qigong als ein wichtiger Bestandteil der Chinesischen Medizin oder das bei uns im Westen bekanntere Schattenboxen (Taijiquan) wieder öffentlich gelehrt und sogar staatlich gefördert und weiterentwickelt; auch in Amerika oder hier in Europa boomt die Lehre von der Heilgymnastik der Chinesen.

Doch die Entwicklung ist nicht nur positiv zu bewerten. So schön es ist, dass auf der ganzen Welt am Qigong geforscht wird, dass die Medizin, selbst hier bei uns, ernsthaft beginnt, Qigong in der Therapie einzusetzen und damit für uns Patienten Alternativen zur schulmedizinischen Behandlung bietet, ja viel mehr, uns Patienten die Möglichkeit gibt, unser Leben und damit auch unser Wohlbefinden selber in die Hand zu nehmen und aktiv mitzugestalten, um so bedauerlicher ist der Einfluss des Westens, selbst in China, auf einen Hauptaspekt des Qigong, die Innere Alchimie, den inneren Reifungsprozess.

Schon in der Medizin gibt es Tendenzen, statt der Kopfschmerztablette mal eben ein paar Qigongübungen zu machen. Es entwickeln sich Übungsreihen zur Behandlung spezifischer Erkrankungen, wie zum Beispiel das Herz-Qigong, ohne dass dabei bei uns der unterschiedliche kulturgeschichtliche Hintergrund entsprechend berücksichtigt wird.

Abgesehen davon, dass in der chinesischen Medizin der Begriff Herz einen ganz anderen Inhalt hat als unsere Vorstellung vom Organ „Herz" (die Chinesen bezeichnen damit nicht das Organ, sondern ganz bestimmte Funktionen — siehe Kapitel TCM), geht der alchimistische Gedanke immer mehr verloren. Spiritualität, Intuition, Wahrhaftigkeit oder Demut sind aussterbende Begriffe eines zu mechanistischen Denkens, besonders auch in China. Der ursprüngliche Hauptaspekt des wahrhaften, vorbildlichen Lebens im Qigong verliert sich immer mehr.

Selbst in China steht die medizinische Nutzung im Vordergrund. Wahre Meister gibt es auch dort nur noch sehr selten. Meister, denen der Dollar wichtiger ist als die Lehre, gibt es in China als auch hier zuhauf.

Ich hoffe, mit meinen Gedanken auch den Lern- und Lebensprozess, den das Qigong zweifelsohne bietet, entsprechend darstellen zu können und Sie, liebe Leser, auch dafür zu interessieren. Denn, das ist meine eigene Erfahrung, es macht wirklich Freude, weiter zu schauen als nur bis zur gesundheitlichen Wirkung. Sie können durch das Qigong wirklich sehr viel über das Leben und sich selbst erfahren. Qigong ist wie ein Spiegel. Es zeigt uns, wer wir sind und wie wir sind. Ohne Bewertungen und Wünsche, eben wie ein Spiegel. Tauchen beispielsweise Schmerzen durch das Qigong-Üben oder während des Übens auf, so können Sie sicher sein, dass diese Stelle Ihres Körpers oder Ihres Geistes nicht wirklich gesund und in Ordnung ist, es sei denn, Sie führen die Übung wirklich völlig falsch aus.

Diese Erfahrungsreise setzt Interesse und dauerhafte Beschäftigung mit dem Qigong voraus. Ich kann Ihnen nur sagen, es lohnt sich, denn dauerhafte und vollkommene Gesundheit kann man nur im Einklang mit der Natur (und damit auch mit sich selber) erlangen.

Dieser Aspekt der Erkenntnis, wer wir sind und was wir hier für eine Aufgabe haben oder welcher Sinn hinter all unserem Tun liegt, wird uns durch das Üben von Qigong verdeutlicht. Ich behaupte sogar, dass es ohne Meditation, egal welcher Art, keine wahre Erkenntnis und Befreiung geben kann.

Aber Sie haben den ersten Schritt ja schon getan, und bekanntlich beginnt selbst der weiteste Weg mit dem ersten Schritt.

Yin und Yang

Sicher sind auch Sie, liebe Leser, diesem Begriffspaar schon irgendwo einmal begegnet. Doch haben Sie sich wirklich einmal ein paar Minuten Zeit genommen, um zu verstehen, was Yin und Yang wirklich ausdrücken und welche Rolle sie in Ihrem Leben spielen?

Schauen Sie sich die „Monade" (das Taijisymbol) einmal genau an.

Sehen Sie, Yin und Yang zusammen ergeben ein Ganzes (nämlich den Kreis). Sie gehen fließend ineinander über, und in jedem Yin steckt auch Yang, in jedem Yang findet sich Yin. Damit wird eines sofort klar. Yin und Yang sind keine Wertungen und die Zuordnungen zu diesen sind ebenfalls nicht wertend, da es keine reine Form gibt und diese Kräfte sich ständig ergänzen, begrenzen und wandeln.

Yang	Yin
Sonnenseite eines Berges	Schattenseite eines Berges
Tag	Nacht
Sonne	Mond
männlich	weiblich
positiv	negativ
hell	dunkel
aktiv	passiv

Aus dieser kurzen Liste wird schon deutlich, wie schwer es fällt, gerade in unserer heutigen Zeit des Kampfes der Geschlechter, die Zuordnungen als neutral anzusehen. Aber es handelt sich bei Yin und Yang nur um ein Zuordnungssystem von Begrifflichkeiten, um die Polarität aller Phänomene des Universums zu beschreiben und in ihrer Beziehung und Abhängigkeit zu verdeutlichen. Wir können die Nacht doch nur definieren, weil es den Tag gibt. Wir können das Weibliche nur erfahren, weil es auch das Männliche gibt. Alle Phänomene des Universums können nach Yin und Yang eingeteilt und zugeordnet oder in Beziehung gesetzt werden, ohne dass wir dies (zunächst einmal) bewerten.

Grundsätzlich können wir sagen :

- Yin ist der struktive, stoffliche, bewahrende, zentripetale, in der Bewegung nach innen und unten gehende Aspekt.
- Yang ist der aktive, energetische, sich öffnende, zentrifugale, in der Bewegung nach oben und außen gehende Aspekt.

Sie kennen sicher auch in Ihrem Bekanntenkreis einen Menschen, der eher ein Yintyp ist (ruhig, leise, in sich gekehrt) und als Gegensatz einen Yangtyp (hektisch, laut, starke Gestik). Aber Sie sollten auch dies nicht überbewerten, denn nichts an diesen Zuordnungen ist als absolut zu betrachten. Nehmen Sie wieder das Taijisymbol am Beginn dieses Kapitels — in jedem Yin ist auch Yang und in jedem Yang ist auch Yin.

Betrachten wir einmal ein paar Körperzuordnungen zu Yin und Yang:

Yin	Yang
Unterkörper	Oberkörper
Bauch	Rücken
rechte Seite	linke Seite
Körperinneres	Körperäußeres

Yang

Yin

Die kurze Aufzählung dieser Zuordnungen verdeutlicht sofort, dass der Oberkörper dem Yang zugeordnet wird, der Bauch, obwohl natürlich auch zum Oberkörper gehörend, wird dem Yin zugeordnet. Ähnlich verhält es sich mit der rechten und linken Körperseite. Wie Sie sehen, kommt es also immer auch darauf an, was wir einordnen möchten und aus welchem Blickwinkel wir dies tun.

Als weiteres Beispiel nehmen wir den Kopf. Er ist ganz klar dem Yang zuzuordnen. Wollen wir jedoch nur den Kopf einteilen, so erhält das Kinn auf einmal eine Yinzuordnung und die Stirn oder Schädeldecke wird Yang.

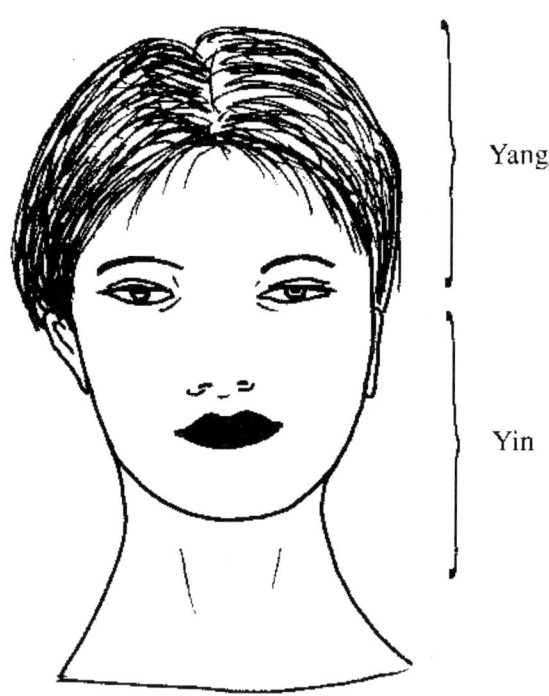

Yang

Yin

Das letzte Beispiel zu Yin und Yang soll dies noch stärker verdeutlichen. Der **Tag ist Yang,** haben wir gesagt, und die **Nacht ist Yin,** dies können wir jedoch noch etwas feiner aufteilen.
Die Zeit von morgens 6 Uhr bis mittags 12 Uhr ist Yang im Yang,
die Zeit von 12 bis 18 Uhr ist Yin im Yang,
die Zeit von 18 bis 24 Uhr ist Yin im Yin und
die Zeit von 24 bis 6 Uhr ist Yang im Yin.

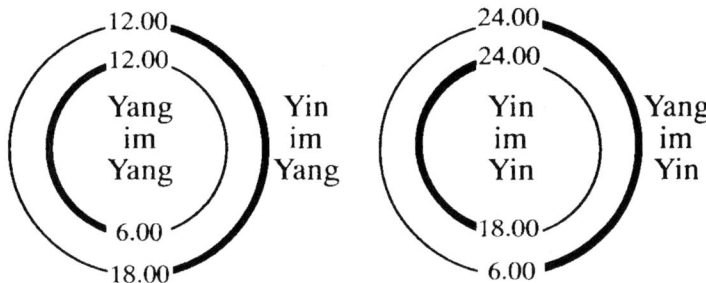

Lassen Sie es mich erklären. Die Zeit von 6 bis 12 Uhr (Tag = Yang) zeichnet sich durch höchste Aktivität aus (Yang), die Sonne bewegt sich in Richtung Höchststand, deshalb sprechen wir vom Yang im Yang. Von 12 bis 18 Uhr ist immer noch Tag, also Yang, aber der Zenit ist überschritten, erste Yinelemente kommen auf, die Sonne zieht sich allmählich zurück, ganz langsam nehmen die Nachtelemente (Yin) überhand, deshalb Yin im Yang. Von 18 bis 24 Uhr ist tiefste Nacht (Yin), zurückziehen, (fast) keine aktiven Aspekte mehr, also können wir vom Yin im Yin sprechen. Dieses beginnt sich ab 24 Uhr, obwohl immer noch Nacht (Yin), langsam wieder zu ändern, aktive Aspekte bauen sich langsam auf und bereiten langsam den nächsten Tag (Yang) vor, deshalb sprechen wir für die Zeit von 24 bis 6 Uhr dann vom Yang im Yin.

Hierzu Laozi: „Der Tag beginnt in der Mitte der Nacht."

Aber auch all diese Beispiele sind keine unumstößlichen Dogmen, auch sie unterliegen dem Wandel. Sie selber wissen, dass sich der Tag zum Sommer hin verlängert, die Nacht kürzer wird, doch ich denke, Sie erkennen sehr gut das Prinzip der Wandlung, nichts ist still, es herrscht immer Dynamik, Bewegung; Yin und Yang als Naturgesetz.

Zu Beginn dieses Kapitels habe ich gefragt, ob Sie sich dieser Zusammenhänge, Zuordnungen und Bedeutungen bewusst sind und ob Sie wissen, was sie für Ihr Leben bedeuten?

Ist Ihnen klar geworden:

dass Bewegung	Ruhe benötigt,
dass viel arbeiten	ausreichend Schlaf voraussetzt,
dass ein Hoch	ein Tief benötigt,
dass dem Einatmen	ein Ausatmen folgen muss,
dass der Anspannung	die Entspannung folgen sollte,
dass oben	und unten zusammengehören,
dass die linke	und die rechte Körperhälfte zusammengehören,
dass Körper	und Geist eins sein sollen,
dass wir das Äußere	und das Innere pflegen und trainieren müssen
dass das Yin	das Yang ernährt
dass das Yang	das Yin belebt,
und dass das Leben	den Tod beinhaltet?

Sie können diese Liste beliebig fortsetzen und es wird Ihnen wahrscheinlich immer klarer werden, dass das Konzept von Yin und Yang in phantastisch einfacher Art und Weise das Universum, die Natur, das Leben — unser Leben — beschreibt und als eine Art Naturgesetz auch zu unserem Nutzen nur entsprechend umgesetzt werden muss.

Nun fragen Sie sich wahrscheinlich immer noch, was dies mit Qigong zu tun haben soll? Alles, was Yin und Yang aufzeigen, ist die Dynamik der Natur, des Lebensrhythmus', des Lebens schlechthin, der Energien im Kosmos, Ihres Alltages. Im Qigong heißt ein Schlüsselbegriff für die Übungspraxis „Natürlichkeit", dieses heißt wiederum Wandel und Dynamik.

Wir üben im Qigong diese Dynamik, indem wir

Körper	und Geist trainieren,
unten	und oben beachten,
Anspannung	und Entspannung üben,
dem Sinken	ein Steigen folgen lassen,
Halten	und Loslassen praktizieren,
beim Öffnen	das Schließen nicht vergessen.

Mit Qigong können wir Yin und Yang in all ihren Aspekten verstärken, fördern, fordern, in ihnen lernen, sie anwenden und für uns nutzbar machen.

Ich möchte das Kapitel über die beiden polaren Kräfte Yin und Yang mit zwei einfachen, praktischen Übungen beenden, die Ihnen nochmals am eigenen Leibe Yin- und Yangaspekte verdeutlichen sollen. Sie werden aber auch sofort Ihre eigene Dynamik wahrnehmen. Auf Yin folgt Yang, auf Yang folgt Yin, und beide zusammen ergeben erst ein Ganzes.

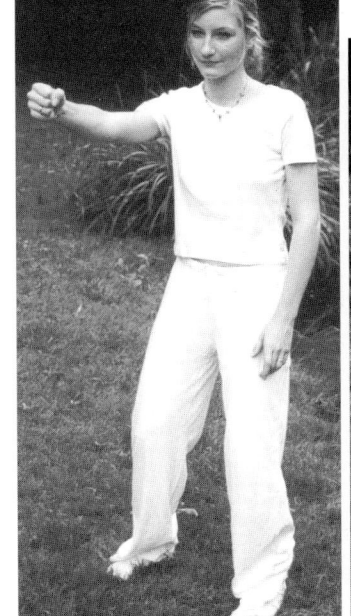
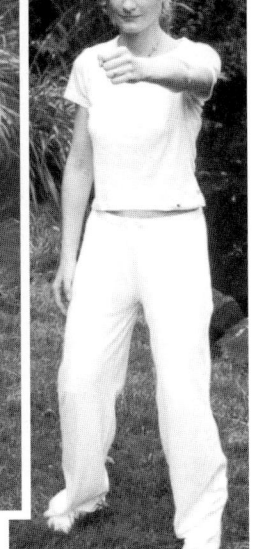

Nehmen Sie eine stehende Position ein und legen die Hände ganz entspannt an Ihre Oberschenkel. Ballen Sie nun die linke Hand ganz sanft zur Faust, heben sie bis in Brustbeinhöhe und stoßen sie dann mit leichter Kraft gerade nach vorne, bis der linke Arm fast ganz gestreckt ist. Sie stellen sich vor, Ihr Arm würde langsam voll werden, also **Yang**.

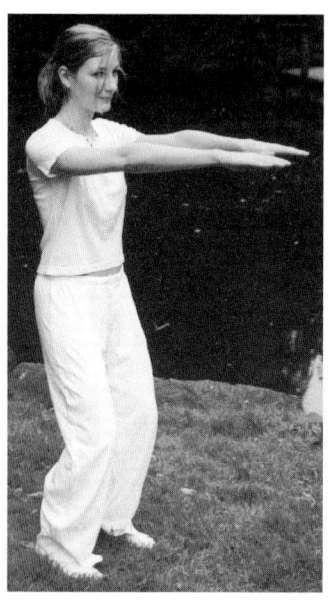

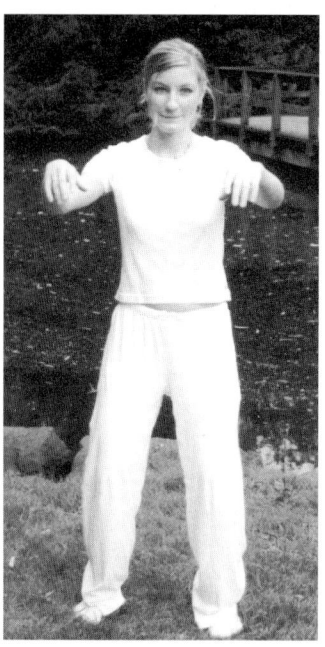

Währenddessen liegt der rechte Arm immer noch ganz entspannt auf dem Oberschenkel, er ist also **Yin**. Nun entspannen Sie den linken Arm und schließen die rechte Hand zur Faust. Während Sie die linke Hand am Oberschenkel ablegen, heben Sie die Rechte und stoßen mit sanfter Kraft nach vorne. Sie haben jetzt rechts das Yang (voller, gespannter Arm) und links das Yin (leerer, entspannter Arm).

Sie können diese Übung natürlich auch nach dem gleichen Prinzip mit den Beinen (zum Beispiel durch Gewichtsverlagerung links/ rechts) durchführen.

Heben Sie in der nächsten Übung doch einmal die Arme vor dem Körper hoch bis in Schulterhöhe. Prüfen Sie jetzt, wie viele Muskeln Sie anspannen. Spüren Sie, wie stark verkrampft Sie sind und wie schwer Ihnen das Halten der Arme fällt. Versuchen Sie jetzt Ihre Arme, in dieser Position belassend, zu entspannen. Die Schultern, den Ober- und Unterarm und die Hand. Lockern Sie die Gelenke der Arme. Entspannen Sie aber auch den Rest Ihres Körpers. Vergleichen Sie diese Haltung jetzt mit dem ersten Heben des Armes. Fühlen Sie den Unterschied?

Beide Arten der Bewegung oder Haltung sind im Qigong letztlich nicht gewollt oder aber sie werden wirklich nur ganz gezielt in bestimmten Bewegungen eingesetzt. Das rechte Maß ist eine Haltung oder Bewegung, die weder starr noch schlapp ist, sondern irgendwo dazwischen liegt.

Wir verspannen uns nicht, aber wir bewahren eine gewisse „Form". Dies ist der äußerliche Aspekt. Innerlich sind wir entspannt, ähnlich wie eine Katze auf der Jagd. Wir sind in der Entspannung hoch aufmerksam und voller Achtsamkeit, immer in der Lage, zuschlagen zu können. Wahre Entspannung ist wirklich eine Kunst und äußerst schwer zu erreichen. Denken Sie immer wieder daran.

Wir benötigen für solch eine Bewegung immer, wirklich immer, Muskelkraft. Aber in diesem Heben und Anspannen (Yang) soll auch Yin sein oder dem Yang folgen. Leider ist unsere westliche Kultur inzwischen viel zu yangbetont (Stress, Anspannung, Hetze). Das richtige Maß zwischen Yin und Yang ist uns schon verloren gegangen.

Bei der Arbeit, beim Sport oder in der Liebe, immer muss es schnell gehen, mit Action verbunden sein. Power und Schweiß sind gefragt. Wir sollten unsere Natürlichkeit wiederentdecken und auch der Ruhe wieder Zeit geben. Ich denke ein Großteil unserer „Zivilisationskrankheiten" beruht auf der Vernachlässigung dieser Aspekte von Yin und Yang.

Wenn Sie solch einfachste Übungen mit Ihrem gesamten Körper erleben, werden Sie sehr schnell die Dynamik Ihres Menschseins, aber zum Beispiel auch Verspannungen und Schwachpunkte feststellen können. Sie werden sensibler für sich, und damit auch für andere, und Sie können durch dieses Bewusstsein natürlich Veränderungen und Wohlbefinden herbeiführen.

Meditation in Bewegung

Qigong in seiner höchsten Stufe ist Meditation. Josefine Zöller übersetzte Meditation immer mit „In die Mitte gegangen werden". Sie betonte, dass Meditation einen aktiven, aber gleichfalls einen passiven Aspekt hat, der sich in der Anweisung „ohne Erwartung sein" ausdrückt. Josefine war ja auch Medizinerin und betontefür ihren Beruf ausdrücklich, dass sich im Wort Mediziner Meditation wiederfinde. Die Aufgabe des Mediziners (Arztes) war es, uns in unsere Mitte zurückzubringen, wenn wir diese verloren hatten (Krankheit) und nicht ohne fremde Hilfe wieder in sie zurückkehren konnten.

Zu Beginn üben wir erst einmal, uns überhaupt wieder wahrzunehmen. Unsere Atmung, unsere Gedanken, unseren gesamten Körper. So lernen wir, wie viel unseres Körpers wir schon ausgeschaltet haben und gar nicht mehr richtig wahrnehmen können.

Dann versuchen wir uns neu auszurichten, damit wir den Körper effektiver belasten, Kraft sparen und entspannt bleiben können. Dann müssen wir in die Ruhe eintreten lernen. Die geistige Aktivität wird heruntergefahren und gebündelt. Zuerst auf bestimmte Areale im Körper, dann auf innere Prozesse und letztlich auf das große Nichts, die Leere. Diese Leere, die absolute Stille, finden wir in unserer Mitte. Unsere wahre Mitte hat den Kontakt zum Göttlichen, zum Universellen, zum Ursprünglichen (religio) noch. Damit bekommen wir wieder einen Zugang zu uns, zu unserem wahren Selbst, zu unserer Bestimmung und zum Ursprung aller Dinge.

Doch dies setzt ein regelmäßiges, tägliches Praktizieren von meditativen Übungen voraus, wie wir sie im Qigong finden. Deshalb ist Qigong auch in keiner Weise eine Gymnastik, jedenfalls nicht in der Art, wie wir dies verstehen. Doch dazu später mehr.

Hier soll es genügen, darauf hinzuweisen, dass Qigong in meditativer Geisteshaltung geübt werden muss. Dies bedeutet absolute Aufmerksamkeit, Achtsamkeit und völlige Entspannung im Sinne der Harmonie von Yin und Yang. Wir müssen es langsam lernen, zuerst in der Ruhe, also beispielsweise im stillen Sitzen oder Stehen, wirklich auch in eine gedankliche, geistige Ruhe zu kommen. Diese soll später auch auf die Bewegungen und dann schließlich auch auf unser Tun im Alltag ausgebaut und erweitert werden. Wir sagen ja auch bei uns, dass wir unsere Mitte nicht verlieren sollen.

Dao

Vielleicht kennen Sie diesen Begriff schon, ist er doch untrennbar mit dem Qigong, ja mit dem Leben verbunden. Die Übersetzung des chinesischen Schriftzeichens ist, wie immer, nicht ganz einfach. So wird Dao zum Beispiel übersetzt mit: Gott, Logos, Vernunft, Geist, Gesetz, Höchstes Wesen, Sinn, Weg...

Sie merken schon an der Vielzahl der Begriffe, wie schwierig es ist, Dao zu übersetzen, aber auch, die sich hinter diesem Begriff verbergende Bedeutung zu erklären.

Laozi sagt im „Daodejing": „Ich weiß keinen Namen hierfür, geschrieben nenn ich`s Dao, gezwungen einen Namen zu finden, nenn ich`s erhaben."

Im „Daodejing" ringt Laozi unentwegt darum, Worte und Umschreibungen für das eigentlich Unbeschreibbare zu finden. Er nennt das Dao „gestaltlose Gestalt" oder sagt, es ist „leer" und doch „alldurchdringend", es „wirkt nicht" und doch „bleibt nichts ungetan".

Sie merken bei all diesen Beispielen, dass das Dao nicht über den — rationalen — Verstand zu verstehen ist. Dao ist das „göttliche" Bewusstsein hinter allen Erscheinungen.

Aus dem Dao entstehen die beiden Kräfte Yin und Yang und deren Wechselwirkungen. Yin und Yang bringen die „zehntausend Dinge" hervor. Alle Erscheinungen im Kosmos sind Ansammlungen verschiedenster Größenordnungen von Yin-Energie und Yang-Energie.

Alles ist damit in ständiger Bewegung, es gibt keine Starre. Die Dynamik des Fließens gehört zum Leben, wobei immer beide Kräfte wirken, niemals nur eine Kraft (siehe Yin/Yang-Kapitel).

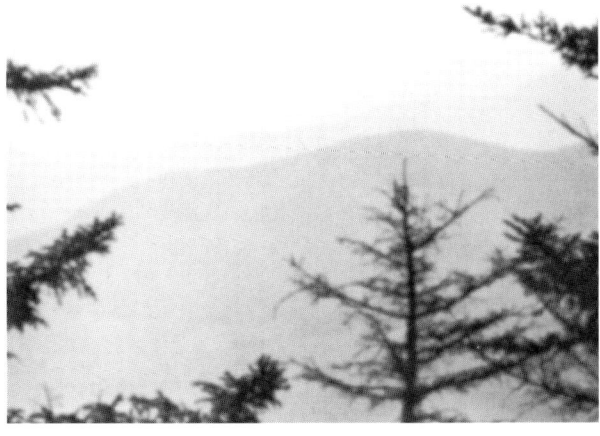

Der Himmel (Yang) und die Erde (Yin) sind zwei Manifestationen des Dao, doch auch sie sind nicht starr und tot, sondern verändern sich fortlaufend.

Zwischen diesen beiden Kräften steht der Mensch, durchströmt vom Qi des Himmels und der Erde.

Somit ist auch der Mensch eine energetische Verfestigung in unaufhörlicher Bewegung und Veränderung.

Hier möchte ich einen weiteren Begriff des Daoismus einführen, nämlich „Wuwei". Wörtlich könnte man Wuwei übersetzen mit „nicht handeln". Doch die Gefahr ist offensichtlich. Es bedeutet in keiner Weise „Nichtstun", ganz im Gegenteil, Wuwei entspricht einer äußerst aufmerksamen, wirkkräftigen Haltung, die jede Möglichkeit zu handeln, jede Wirkung zulässt.

Nochmals Laozi: „Ohne das Wuwei gibt es kein wahres Gelingen, denn jeder absichtsvolle Eingriff in den Gang der Dinge ist unfehlbar früher oder später zum Scheitern verurteilt."

Wuwei drückt den Aspekt des aufmerksamen Beobachtens der Natur und der Lebensgesetze und das Handeln danach aus. Das Dao zeigt uns unseren Weg, ist unser Weg; vielleicht zu verdeutlichen durch unser Wort „Schicksal"; während wir durch unsere gesamte Haltung diese Zeichen, diesen Weg wahrnehmen und danach handeln und leben, um ein wahrhaftes, gesundes Leben führen zu können.

Eine mögliche Übersetzung wäre auch „nicht greifbar" und deutet eine weitere Ebene an, wie unfassbar und weitreichend die praktische Bedeutung des Qigong-Übens ist. Vieles ist über unseren Verstand nicht greifbar, nicht zu verstehen und dennoch spüren wir die Auswirkungen und die in uns stattfindenden Veränderungen.

Das Qigong mit all seinen Aspekten kann uns auch hier helfen, unseren Weg zu sehen und ihm zu folgen und nicht gegen unser Dao zu arbeiten, indem wir durch Qigong wieder sensibler werden für Gott, für die kleinen Botschaften, die wir nicht mehr wahrnehmen können, weil wir so hart, angespannt und ängstlich geworden sind. Deswegen ist das Qigong auch ein wirklich ganzheitliches Übungssystem, da es gerade auch diesen spirituellen Aspekt beinhaltet und trainiert.

Traditionelle Chinesische Medizin (TCM)

Das Wesen der TCM

Befassen wir uns jetzt ein wenig mit der TCM. Es gibt auch zu diesem Themenschwerpunkt ausgezeichnete Darstellungen in deutscher Sprache (siehe Literaturangabe), deshalb möchte ich auch in diesem Kapitel nur die wichtigsten, für das Qigong relevanten Kernpunkte herausgreifen und versuchen, Ihnen die TCM verständlich zu machen. Ich möchte sogar einen Schritt weiter gehen. Ich hoffe, dass Sie einen Teil des Wissens der TCM in Ihrem Alltag umsetzen können. Doch dazu später mehr.

Trotz der vielen gelungenen Darstellungen der TCM geistern immer noch zahlreiche falsche Vorstellungen in unseren Köpfen herum. Bedingt durch die unglaubliche Wirkung der Akupunktur in der Anästhesie beschäftigten sich viele Wissenschaftler und Ärzte im Westen anfangs ausschließlich mit der Akupunktur. Es entstand bei uns das Bild, dass die TCM nur die Akupunktur beinhalte.

Die Wirklichkeit sieht vollkommen anders aus. Die Akupunktur ist nur ein Teil der Chinesischen Medizin. Bevor ich Ihnen jedoch die einzelnen Gebiete der TCM näher erläutere, möchte ich kurz das Wesen der TCM skizzieren. Eine Vorstellung von dem, was die TCM möchte und kann, bekommen wir nur, wenn wir die Grundlagen dieser Medizin kennen und verstehen. Dass die Medizin der Chinesen ebenfalls schon mehrere Jahrtausende alt ist, haben wir schon besprochen, die Anfänge der Schulmedizin liegen gerade ein paar Jahrhunderte zurück. Das Weltbild und die Kulturgeschichte Chinas ist völlig anders als unsere, so auch die Inhalte, Vorstellungen und Aufgaben der TCM.

Prof. Dr. Porkert, einer der profundesten Kenner der TCM in Deutschland, nennt sie induktiv-synthetisch. Die Schlussfolgerungen der TCM gehen vom Besonderen zum Allgemeinen hin, das heißt von den Symptomen zur Ursache. Symptome werden eingeordnet, um ein möglichst vollständiges Bild vom Gesundheitszustand des Patienten zu erhalten. Kuriert werden sollen aber eben nicht die Symptome, sondern die zu Grunde liegende Ursache bzw. Gesamtstörung. Diese lässt sich oft eben nicht auf einen einzigen Faktor reduzieren, wie es eher der Ansatz der Schulmedizin ist.

Wir belegen diese Art der Medizin heute am ehesten mit dem Begriff „Ganzheitliche Medizin", da in der TCM Körper, Geist und Seele niemals getrennt voneinander gesehen und behandelt werden.

Weiterhin muss man die TCM eine „Energetische Medizin" nennen. Um zu verstehen, was das bedeutet, müssen Sie versuchen, all das, was Sie von unserer Schulmedizin kennen, zu vergessen. Die beiden Medizinsysteme sind nicht vermischbar, trotzdem können sie gleichberechtigt nebeneinander bestehen und sich zum Wohle der Patienten ergänzen.

Sie glauben mir jetzt gerade nicht, dass irgendeine Form von Energie (chin. „Qi") etwas mit unserem alltäglichen Leben zu tun hat? Nun, wenn Sie Kinder haben, wissen Sie, dass beispielsweise Ihr Kind krank ist, obwohl Sie nicht in seiner Nähe sind. Oder nehmen Sie sich kurz Zeit für eine kleine Qigong-Übung: Setzen Sie sich aufrecht und entspannt hin und schließen Sie bitte langsam die Augen. Mit dem Schließen der Augen geht auch Ihr Geist, Ihre Aufmerksamkeit nach innen, in den Körper hinein.

Versuchen Sie sich etwa zwei Minuten auf Ihren Unterbauch zu konzentrieren, aber diese Konzentration soll entspannt und ohne Anstrengung erfolgen. Nun legen Sie Ihre Hände mit den Handrücken auf Ihre Oberschenkel, die Handflächen zeigen leicht schräg nach oben bzw. zu Ihrem Kopf. Nun atmen Sie ganz normal weiter und denken Sie sich in Ihren Handteller. Konzentrieren Sie sich ohne Unterbrechung ganz locker auf Ihre Handinnenfläche, ziemlich in der Mitte. Stellen Sie sich eine Fläche etwas größer als ein Zwei €-Stück vor und denken Sie tief in das Fleisch und die Knochen hinein. Machen Sie dies etwa drei bis vier Minuten und nehmen Sie wahr, was passiert. Nach ungefähr vier Minuten führen Sie Ihre Aufmerksamkeit zurück in die Mitte des Unterbauches, etwas unterhalb des Nabels. Nach einer weiteren Minute öffnen Sie langsam die Augen und beenden die Übung.

Nun, ist etwas passiert? Ist Ihre Hand warm geworden? Oder kribbelt es ein wenig? Oder fühlen Sie ein leichtes Pulsieren? Oder etwas anderes? Die Chinesen führen diese Erscheinungen,

„Sensationen" auf den vermehrten Fluss von Qi und Blut zurück. Egal, wie genau dies passiert, spannend und faszinierend ist es doch allemal, oder?

Bleiben Sie kritisch, aber auch offen für neue Erfahrungen, zu denen das Qigong Sie zweifelsohne führen kann.

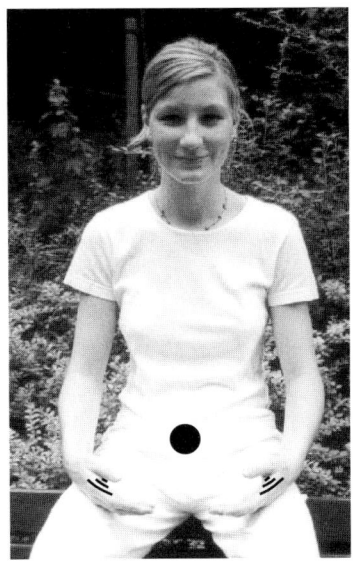

Das Energetische Konzept

Überall um uns herum fließen verschiedenste Energien, wirken unterschiedliche Kräfte. Sie können sich das ähnlich vorstellen wie mit unserer Luft. Wir können sie auch nicht sehen oder greifen, trotzdem existiert sie und ist für unsere Gesundheit, ja für unser Leben absolut notwendig. Diese Energien (die Chinesen sprechen von „Qi" und ich möchte diesen Begriff im Weiteren unübersetzt benutzen) durchlaufen verschiedene Prozesse und wirken entsprechend unterschiedlich.

Da die Chinesen uns Menschen als Teil und als Abbild des Kosmos sehen, fließen alle Energien des Kosmos auch in unserem Körper. Nehmen Sie zum Beispiel den Rohstoff Erdöl. Durch verschiedenste Reinigungsprozesse stellen wir viele unterschiedliche Produkte aus Erdöl her. So kennen wir Heizöl, Dieselkraftstoff, Benzin, Flugtreibstoff usw. Alle haben als Grundbaustein das Erdöl. Damit vergleichbar ist die Vorstellung der Chinesen von Qi. So kennt die TCM verschiedene Arten von Qi, wie zum Beispiel das Lungen-Qi, das Nieren-Qi, das Wahre Qi oder das Schutz-Qi. Sie haben alle die gleiche Grundenergie, verändern sich aber durch entsprechende Körperprozesse und übernehmen unterschiedliche Funktionen.

Das Qi durchströmt unsere Außenwelt und unseren Körper. In uns fließt das Qi unter anderem auf vielen miteinander verwobenen und verbundenen Kanälen, den sogenannten Meridianen oder Leitbahnen, aber auch in Netzgefäßen oder Außergewöhnlichen Gefäßen. Anhand der folgenden Beschreibungen können Sie sich eine Vorstellung von dem System der Meridiane (Hauptleitbahnen) und damit auch des Qi-Flusses in unserem Körper machen.

Der komplette Durchlauf der zwölf Meridiane wird auch als „Großer Energie-Kreislauf" bezeichnet. Alle Meridiane sind beidseitig zu finden, während die beiden dargestellten Außergewöhnlichen Gefäße jeweils nur einmal vorkommen.

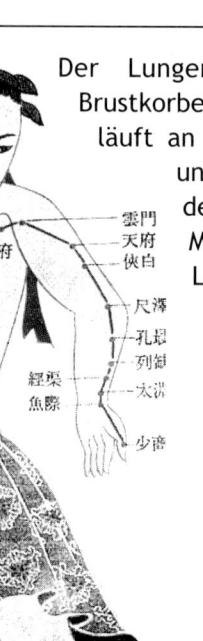

Der Lungenmeridian beginnt seitlich des Brustkorbes in der vorderen Achselhöhle, verläuft an der Innenseite des Armes abwärts und endet an der inneren Nagelwurzel des Daumens. Verzweigungen dieses Meridianes gehen zur Kehle, zur Lunge und in den Bauchraum.

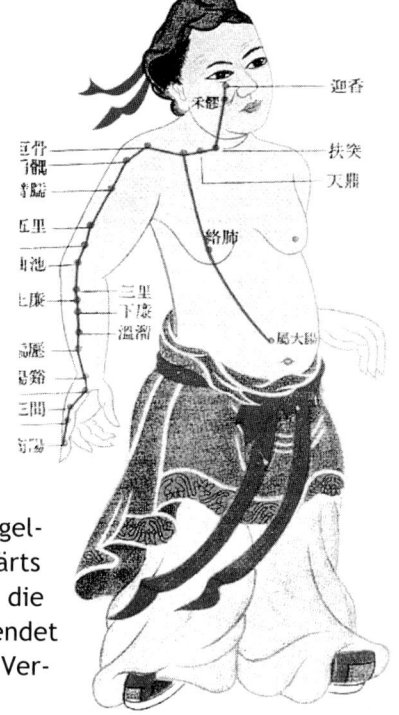

Das Qi geht dann durch einen Verbindungskanal über in den Dickdarmmeridian.

Dieser steigt von der inneren Nagelwurzel des Zeigefingers aufwärts über die Außenseite des Armes, die Schulter und den Hals und endet neben den Nasenflügeln Eine Verzweigung läuft zum Dickdarm.

Das Qi fließt dann in den Magenmeridian. Dieser beginnt in der
Mitte des unteren Augenhöhlen-
randes. Er durchzieht Gesicht, Hals,
Brust und Bauch, verläuft dann an
der Außenseite des Beines und
endet an der äußeren Nagelwurzel
des 2. Zehs. Eine weitere Verbindung besteht zum Magen.

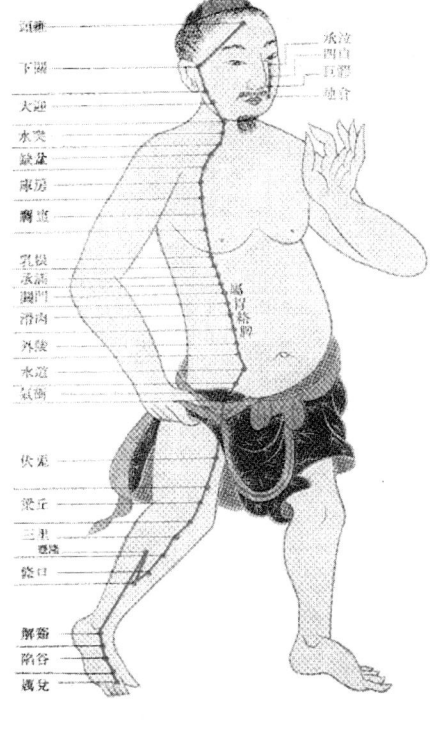

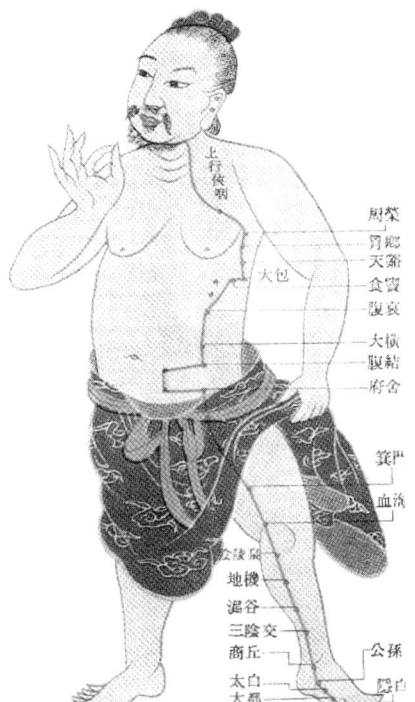

Vom Magenmeridian wechselt
das Qi in den Milzmeridian.
Dieser beginnt an der inneren
Nagelwurzel des großen Zehs
und verläuft aufwärts über
den inneren Fußrücken, die
Bein-Innenseite, über den
seitlichen Bauch- und Brustbe-
reich und endet in einem
Punkt in Höhe der 7. Rippe in
der Achsellinie. Weitere Verbindungen bestehen zum
Unterkiefer und zur Milz.

Dann wechselt das Qi in seinen zweiten Umlauf zum Herzmeridian. Dieser beginnt ebenfalls vor der Achselhöhle und verläuft abwärts an der Innenseite der Arme bis zur inneren Nagelwurzel des kleinen Fingers. Weitere Verzweigungen gehen zum Herzen, zum Auge und zum Bauchbereich.

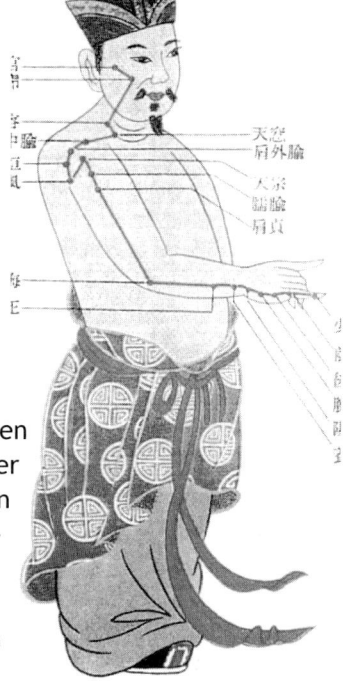

Hier wechselt der Qi-Kreislauf in den Dünndarmmeridian. Er beginnt an der äußeren Nagelwurzel des kleinen Fingers und zieht über die Außenseite von Hand, Arm, Schulter und Hals bis zur Nasenspitze links und rechts. Verbindungen bestehen zum Brustkorb und zum Dünndarm.

Eine Verbindung besteht zum Blasenmeridian. Dieser beginnt am inneren Augenlidwinkel und verläuft über die Stirn und den Schädel bis in den Nacken. Hier teilt er sich. Ein Zweig läuft, in geringem Abstand, parallel zur Wirbelsäule über den hinteren Oberschenkel bis zur Kniekehle. Der andere Zweig zieht schräg nach außen, verläuft dann parallel zum ersten Zweig, umzieht das Gesäß außen herum, um sich dann, schräg über den hinteren Oberschenkel verlaufend, in der Kniekehle mit dem anderen Zweig wieder zu vereinen. Als ein Meridianstrang geht er dann seitlich des Unterschenkels bis zum äußeren Knöchel und endet an der äußeren Nagelbettseite des kleinen Zehs. Verbindungen bestehen zur Niere und zur Blase.

Das Qi fließt über eine weitere Verbindung in den Nierenmeridian. Dieser beginnt in der Fußsohlenmitte zwischen den Ballen und steigt dann auf. Dabei umkreist er den inneren Fußknöchel, zieht dann an der Innenseite des Beines hoch bis zum Schambein. Von dort verläuft er seitlich der Mittellinie des Bauches und der Brust bis unter das Schlüsselbein. Verbindungen bestehen zum kleinen Becken, zum Steißbein, zum Rachen, zu den Nieren und zum Unteren Dantian.

Dann beginnt der dritte Umlauf des Qi im Herzbeutel-
meridian. Dieser beginnt seitlich der Brustwarze, geht
bogenförmig über die Achselhöhle und verläuft über
die Mitte der Innenseite des Armes abwärts und
endet an der Spitze des Mittelfingers. Verzweigungen gehen zum Unterbauch und zum
Herz.

Dann wechselt das Qi in den Drei-
Erwärmer-Meridian. An der äußeren
Nagelwurzel des Ringfingers beginnend, steigt er über die Außenseite
des Armes weiter zur Schulter und
zum Hals. Von dort zieht er nach
vorne, umkreist das Ohr und endet
seitlich der Augenbraue. Eine Verzweigung geht durch den Brust-
und Magenbereich bis unterhalb
des Bauchnabels.

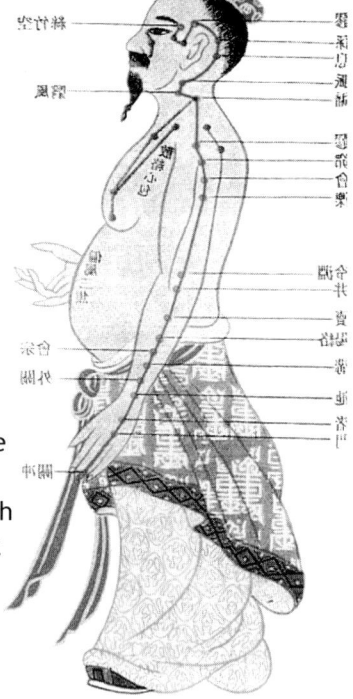

Ein weiterer Zweig stellt die Verbindung zum Gallenblasenmeridian her. Dieser beginnt am äußeren Augenlidwinkel und durchzieht zackenförmig den gesamten seitlichen Kopf. Dann zieht er abwärts vom Nacken aus durch das Schultergelenk und verläuft in weiteren spitzen Winkeln über die Außenseite des Brustkorbes, der Hüfte und des Beines bis an das äußere Nagelbett des 4. Zehs. Verbindungen bestehen zum Wangenbereich und zur Gallenblase.

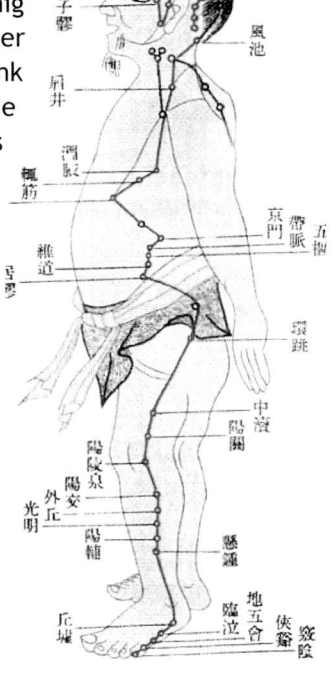

Hier folgt dann der letzte Meridianwechsel in den Lebermeridian. Dieser beginnt an der äußeren Seite des Großzehnagels und steigt an der Innenseite auf bis kurz unterhalb der Brustwarze. Verzweigungen gehen zum Unterkörper, zur Leber und zum Hals- und Mundbereich. Von hier aus beginnt der Qi-Kreislauf von Neuem.

Es gibt noch viele weitere Verbindungskanäle, wie bei- spielsweise die „Acht Außergewöhnlichen Gefäße" oder die Muskelleitbahnen. Ich möchte Ihnen, da Sie für die Qigongpraxis von enormer Wichtigkeit sind, nur zwei davon ebenfalls kurz dar- und vorstellen. Das Lenkergefäß beginnt im Perineum, zwischen Anus und Geschlechtsorgan, und steigt über die Mittellinie des Rückens, des Nackens und des Kopfes auf bis in die Oberlippe und die Mitte des Gaumens. Alle Yangmeridiane haben eine Verbindung zum Lenker- gefäß.

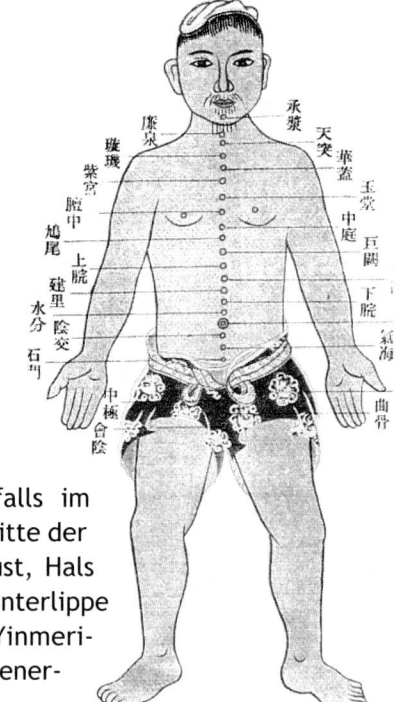

Das Dienergefäß beginnt ebenfalls im Perineum. Es steigt aber in der Mitte der Vorderseite auf über Bauch, Brust, Hals und Kinn und endet an der Unterlippe bzw. Unterkiefermitte. Alle Yinmeri- diane haben Verbindung zum Diener- gefäß.

Diener- und Lenkergefäß werden über die sogenannte Elsterbrücke (die Zungenspitze liegt am Gaumen hinter den Schneidezähnen) miteinander verbunden. Der Durchlauf von Diener- und Lenkergefäß ergibt den „Kleinen Energiekreislauf". Beim Einatmen lässt man das Qi am Lenkergefäß aufsteigen, mit dem Ausatmen soll das Qi über das Dienergefäß zum Unteren Dantian geführt werden. Der kleine Energiekreislauf ist eine klassisch daoistische Meditationsübung.

Wie Sie feststellen können, durchströmt dieses Netz der Meridiane und weiterer, hier nicht vorgestellter, außerordentlicher Gefäße den gesamten Körper, von links nach rechts, von innen nach außen und von oben nach unten. Die Meridiane verbinden auch die einzelnen Organe miteinander und binden diese in den Qi-Kreislauf ein. Die Darstellung aller Leitbahnen und Gefäße ergibt die Menschengestalt.

So werden die Organe in der TCM nie als eigenständig betrachtet, sondern sind Bestandteil sogenannter Funktionskreise. Die TCM ordnet bestimmte Meridiane, die dazugehörigen Organe und weitere Qualitäten und Aufgaben, eben Funktionen, verschiedenen Funktionskreisen zu.

Wenn in der TCM zum Beispiel von der Lunge die Rede ist, so beinhaltet das alle Qualitäten des Funktionskreises Lunge, nicht nur das Organ Lunge. In unserem Beispiel des Lungen-Funktionskreises ist dieser zuständig für die Atmung. Dieses unterscheidet sich noch nicht von unserer schulmedizinischen Sicht. Doch jetzt kommen weitere Aspekte dazu. Der Funktionskreis Lunge hat die Aufgabe, verbrauchtes Qi abzustoßen und neues aufzunehmen. Außerdem extrahiert er aus der Atemluft das Himmels-Qi (Ta-Qi) und verbindet es mit dem Nahrungs-Qi (Gu-Qi). Das so entstandene Zhong-Qi wird durch weitere körperinnere Prozesse zum Wahren Qi (Zhen-Qi) und wird durch den Lungen-Funktionskreis in den ganzen Körper geleitet. Das Abwehr-Qi (Wei-Qi) wird über diesen Funktionskreis nach außen zur Haut geführt und bildet dort den

Schutz gegen von außen eindringende schädigende Einflüsse wie zum Beispiel Wind oder aber auch Viren. Das Meridian-Qi (Ying-Qi) tritt in die Leitbahnen ein. Zum Lungen-Funktionskreis gehören auch psychische Komponenten. Als Emotion drücken sich Trauer und Kummer über diesen Funktionskreis aus. Zuviel Trauer und Kummer schaden dem Funktionskreis. Auch hier wird Ihnen sofort der ganzheitliche Ansatz der TCM deutlich.

Wenn im Weiteren also von Herz, Lunge, Leber usw. die Rede ist, so spreche ich immer von den Funktionskreisen, nicht von den Organen. Dieses betone ich unter anderem auch deshalb so sehr, da in der Geschichte der TCM und des Qigong im Westen gerade dieses häufig zu unnötigen Missverständnissen geführt hat.

Anhand einer kleinen graphischen Darstellung möchte ich Ihnen einen Einblick in die Funktionsweise des Qi geben. Ich möchte an dieser Stelle nochmals betonen, dass es mir nicht annähernd um eine komplette Darstellung der TCM geht, dies würde den Rahmen dieses Buches völlig sprengen.

Es geht mir darum, Ihnen das Denkmodell der Chinesischen Medizin (und damit auch des Qigong) verständlich zu machen. Vergessen Sie nicht, dass sich aus dem Qigong die TCM entwickelt hat.

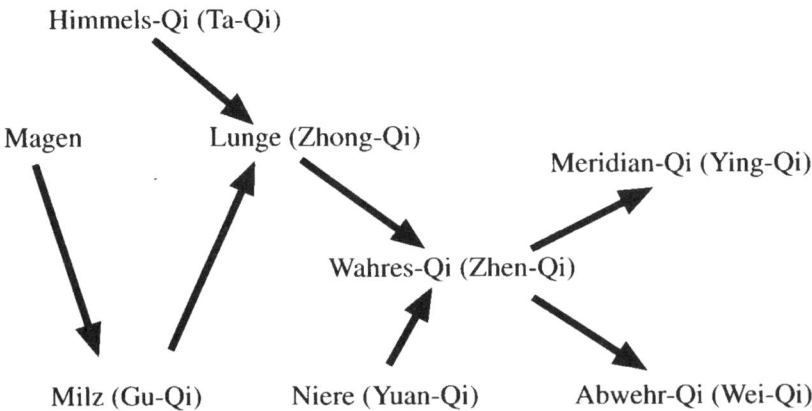

Die Nahrung wird in Magen und Milz umgewandelt in Gu-Qi und von der Milz zur Lunge geführt. Dort verbindet es sich mit dem Ta-Qi. Diese beiden bilden das Zhong-Qi. Dieses wiederum verbindet sich mit dem Yuan-Qi aus der Niere und bildet das Zhen-Qi. Der eine Aspekt des Zhen-Qi ist das Ying-Qi, welches in die Leitbahnen geführt wird, während der andere Teil, das Wei-Qi, in die Haut und Muskeln fließt. Die in diesem Prozess entstandenen Abfallstoffe werden über Darm und Blase ausgeschieden. Ein Überschuss an Qi wird wiederum in der Niere gespeichert. Das Qigong harmonisiert und unterstützt all diese Prozesse.

Die Traditionelle Chinesische Medizin arbeitet also mit dem Qi. Wenn das Qi nicht harmonisch fließt, kommt es zu ersten, oft noch beschwerdefreien Beeinträchtigungen in unserem Körper. Es entstehen Blockaden, und so entstehen Krankheiten. Wenn gar kein Qi mehr fließt, so bedeutet das unseren Tod.

Der Grundgedanke der TCM ist also, das Qi zu stärken, zu fördern und in einen harmonischen Fluss zu bringen, damit wir gesund bleiben oder es werden. In allem, was die TCM an Therapien oder vorbeugenden Maßnahmen anbietet, geht es um unsere Lebensenergie, um das Qi, um nichts anderes. Ich sage dies in aller Deutlichkeit, weil wir Westler verständlicherweise große Probleme mit diesem Denkansatz haben. Auf der anderen Seite kann man nur mit diesem Verständnis die TCM begreifen und vielleicht sogar einsehen, dass sie, zumindest bei bestimmten Krankheitsbildern, gegenüber der Schulmedizin wirkungsvoller ist.

Diagnose und Therapie

Ich möchte an dieser Stelle, ebenfalls kurz, auf die Diagnostik der TCM eingehen, denn es ist sicher nicht verwunderlich, dass die Chinesische Medizin auch ganz andere Diagnoseverfahren kennt als unsere Schulmedizin. Der chinesisch ausgebildete Mediziner sucht natürlich nach Blockaden, Schwächen oder unharmonischen Strukturen im Qi-Fluss. Dazu bedient er sich seiner Sinne. Er hört, sieht, riecht und fühlt. Er hört auf den Atem, die Stimme, aber auch auf die Aussagen des Patienten, zum Beispiel bei Antworten zu bestimmten Fragen. Er sieht sich das Gesicht an, er schaut auf die Gestalt, die Haut, kurz, auf das Äußere. Besonders intensiv und genau schaut er sich die Zunge an. Ja, Sie dürfen, nein, müssen dem Arzt die Zunge herausstrecken, weil an Form, Farbe und Belag der Zunge viele konstitutionelle Faktoren abzulesen sind, aber auch akute Probleme deutlich werden können. Vielleicht wissen Sie ja aus eigener Erfahrung, dass Ihr Zungenbelag bei der letzten Grippe ganz anders aussah als vorher, als Sie noch gesund waren. Er riecht den Schweiß oder die Ausscheidungen der Patienten oder befragt sie zumindest danach. Und er fühlt zum Beispiel die Beschaffenheit der Muskeln und der Haut. Er fühlt den Bauchraum und er fühlt die Pulse. Die TCM kennt 32 verschiedene Pulse und Pulsqualitäten. Diese werden unter anderem an der gleichen Stelle getastet, an der auch der Schulmediziner den Puls nimmt. Die Pulsdiagnose ist eine wichtige Informationsquelle für den Therapeuten, gibt sie doch einen umfassenden und genauen Überblick über das energetische Geschehen in unserem Körper.

Insgesamt ist die chinesische Diagnose relativ zeitaufwendig und dauert als Erstuntersuchung oft mehr als eine Stunde, aber auch weitere Behandlungstermine benötigen eine ca. 15 bis 30-minütige Diagnoseerstellung. Hierbei haben wir es in dieser Zeit nur mit dem Therapeuten zu tun, während das Gespräch beim Schulmediziner meist nicht länger als fünf Minuten dauert. Aufwendigere Diagnosen, zum Beispiel durch ein EKG oder Röntgen werden ja oftmals nicht vom Arzt gemacht. Der Therapeut stellt hierbei auch sehr viele Fragen, die wir manchmal gar nicht auf Anhieb beantworten können. Zum Beispiel die Frage nach unserem Stuhlgang. Wie oft? Welche Farbe? Welcher Geruch?

Oder auch Fragen zu Seele und Geist werden mit einbezogen in die Diagnose, da sich auch zum Beispiel partnerschaftliche Probleme oder Stressfaktoren auf unseren Energiehaushalt auswirken.

Die vielfältigen Daten, die sich aus der gesamten Diagnose ergeben, werden dann nach verschiedenen Verfahren (zum Beispiel nach den Fünf Wandlungsphasen, den Acht Leitkriterien usw.) eingeordnet. Mit Hilfe dieser Zuordnungen ist eine eindeutige und allgemein verbindliche Bewertung aller Diagnosedaten möglich. Und daraus kann der TCM-Arzt die genaue Diagnose (Erkrankung) feststellen und diese entsprechend therapieren.

Ich selber finde es phantastisch, mit welch einfachen Mitteln die Diagnose erfolgt. Der Arzt benötigt nur seine Sinne und keine teuren Apparate. Dieses sollte gerade heutzutage bedacht werden, da die Kostenexplosion im Gesundheitswesen ja immens ist, und wir immer mehr sparen müssen, weil wir an die Grenzen der Finanzierbarkeit gestoßen sind. Außerdem muss der Therapeut, der mit der TCM arbeitet, immer ein „offenes Ohr" für seine Patienten haben, da eben alle Faktoren eine Hilfe bei der Diagnose und damit natürlich auch bei der erfolgreichen Behandlung sein können.

Nach dieser kurzen und hoffentlich verständlichen Einführung in das Grundgerüst der TCM möchte ich Ihnen nun die einzelnen Komponenten der TCM vorstellen.

Die **Akupunktur,** als bekanntester Zweig der TCM, hatte ich anfangs bereits genannt. Bei der Akupunktur versucht man das Qi über die Akupunkturpunkte zu erreichen. Vergegenwärtigen Sie sich bitte noch einmal die Meridiane in unserem Körper. Stellen Sie sich vor, wie das Qi (unsere Lebensenergie) in diesen Bahnen fließt. An einigen Stellen der Meridiane (ähnlich wie die Auffahrten einer Autobahn) kann man direkt auf das Qi in den Leitbahnen einwirken. Dieses wird über eine Nadel gemacht, die an dem entsprechenden Punkt an der Oberfläche des Körpers eingestochen wird. Die Manipulation an diesen Punkten ist vielfältig und soll hier nicht weiter erläutert werden. Zur Akupunktur gehört auch das Moxen. Gemoxt wird mit einem auch bei uns bekannten Kraut, dem Beifuß. Dieser wird auf verschiedenste Art und Weise eingesetzt und ebenfalls über den Akupunkturpunkten angewendet. Es gibt Moxazigarren, die glühend über einen solchen Punkt gehalten werden, oder aber über eine eingestochene Nadel, an deren Griff Beifuß befestigt ist, welches dann auch angezündet wird und langsam verglimmt.

Es geht beim Moxen darum, Energie in den Meridian zu leiten. Das Moxen wird oft zur Stärkung, also bei Schwächung des Qi, angewendet; das Nadeln hilft besonders bei akuten Krankheitsprozessen, die ein Ableiten und Verteilen erfordern.

Der weitaus größte Teil der Behandlung in der TCM erfolgt über die **Kräuterkunde.**

Das Wissen der Chinesen auf diesem Gebiet ist phantastisch. Die TCM kennt weit über 4000 Kräuter, die in der Therapie, aber auch zur Vorsorge angewendet werden. Auch in der Behandlung mit Kräutern, zum Beispiel in Form von Umschlägen oder Tees, geht es um die Harmonisierung und Aktivierung des Qi. Das heißt, jedem Kraut ist eine energetische Wirkung zugeordnet. Neben diesen vielen Einzelmitteln gibt es die „Klassischen Rezepturen". Diese sind Mischungen aus einer Anzahl von Kräutern, die sich bei bestimmtem chinesischen Krankheitsbildern als äußerst zuverlässig bewährt haben. Es besteht aber für den Therapeuten auch die Möglichkeit, eigene Mischungen zusammenzustellen, die genau auf die Beschwerden des Patienten abgestimmt sind, doch dies erfordert eine sehr gute Kenntnis der Wirkungen, damit also eine fundierte Ausbildung und eine gehörige Portion Erfahrung.

Die **Ernährungslehre** ist ein weiterer wichtiger Aspekt der TCM. Auch hier haben die Chinesen seit Jahrtausenden absolut stimmige und wirkungsvolle Richtlinien entwickelt, die sich zum Teil erheblich von westlichen Ernährungsgrundsätzen unterscheiden. Auch hier steht das energetische Prinzip im Vordergrund, und die Lebensmittel haben eine bestimmte Wirkung auf das Qi und können somit entsprechend eingesetzt werden, wiederum in der Prävention wie auch in der Therapie.

So sollen, nach der Yin/Yang-Theorie, Frauen und Männer unterschiedliche Gewichtungen in ihren Mahlzeiten haben. Grundsätzlich sollten die Männer öfter mal Gemüse und Salate essen, während die Frauen eher auch mal ein Stück Fleisch oder etwas ähnlich Kräftiges essen sollten. Abweichend kann natürlich auch hier zum Beispiel durch eine konstitutionelle Schwäche oder bestimmte Beschwerden eine andere Ernährung angemessen sein. Außerdem sollte die Ernährung im Winter anders aussehen als im Sommer. Tiefkühlkost oder Mikrowellenessen sollten wir möglichst meiden oder selten zu uns nehmen, weil dadurch die „Mitte" (der Kern und damit das Wichtigste der Nahrungsmittel) zerstört wird. Es lohnt sich auf jeden Fall, sich auch mit der chinesischen Ernährungslehre näher zu beschäftigen.

Das **Qigong** gehört ebenso wie die Ernährungslehre zu den ganz wichtigen Bestandteilen der TCM, weil hier der Patient ebenfalls gefordert ist und tatsächlich auch wirkungsvoll selber etwas für seine Gesundheit oder gegen seine Beschwerden tun kann. Die Verantwortung liegt nicht nur beim Therapeuten allein. Eine Medizin, die ihre Patienten ernst nimmt, sollte immer auch deren Eigenverantwortung stärken. Die Daoisten sagen, dass wir für die Tatsache, dass wir selber etwas tun, voller Dankbarkeit sein sollten. Wie genau das Qigong ausgeführt werden soll und wie es wirkt, erfahren Sie im nächsten Kapitel.

Weiter kommen in der TCM auch **Massagen** zur Anwendung. Diese Massagen, Tuina oder Anmo genannt, sind zum Teil die leichtere Form der Akupunktur, da mit den Fingern bestimmte Akupunkturpunkte gedrückt werden, um damit den Energiefluss in den Leitbahnen anzuregen und zu harmonisieren. Aber auch Massageformen, die unserem Bild der Massagen sehr nahe kommen, gibt es in China. In solch einer Massagebehandlung arbeitet sich der Therapeut dann vom Körperäußeren, der Haut und den Muskeln bis zu den Sehnenansätzen und den Knochen vor. Sie können sich vorstellen, dass dies nicht immer angenehm ist, wenn direkt an Ihren Knochen gearbeitet wird. Diese Form der Massage kann durchaus schmerzhaft sein, nach ein oder zwei Tagen fühlt man sich allerdings hervorragend.

Weitere Therapiemöglichkeiten, die in der TCM eingesetzt werden, sind Wasseranwendungen und das Schröpfen.

Sie erkennen jetzt sicherlich, dass die TCM durchaus mehr zu bieten hat als nur Akupunktur. Und Sie sehen, dass die Chinesische Medizin vielfältige Therapieansätze bietet und wirklich eine komplette und wissenschaftliche Medizin ist, trotz der von der Schulmedizin verschiedenen Ansätze. Und dass die TCM über 4000 Jahre überlebt hat und immer noch mit Erfolg eingesetzt wird, spricht auf jeden Fall für diese Medizin.

Ich möchte Ihnen jetzt zu all dieser grauen Theorie noch einige weitere Aspekte der TCM vorstellen, deren Kenntnis Ihnen in Ihrem Alltag aber schon helfen kann, praktische Prävention zu betreiben und gesünder zu leben.

Die TCM beschäftigt sich ja sehr stark mit Qi, unserer Lebensenergie. Ich habe anfangs schon erwähnt, dass es viele verschiedene Formen von Qi gibt, die jeweils durch Körperprozesse entstehen. Ein Grundmodell der TCM geht von „vorgeburtlichen" und „nachgeburtlichen Energien" im Körper aus.

Die vorgeburtlichen Energien entstehen schon bei der Zeugung durch die Vereinigung von Mann (Yang) und Frau (Yin). Diese Energien bilden den Grundstock unseres Lebens und sind nicht erneuerbar oder nachfüllbar. Mit der Geburt dann erzeugt das Kind eigene, die nachgeburtlichen Energien. Diese werden aus der Atemluft und der Nahrung extrahiert und entsprechend verarbeitet, verfeinert und umgewandelt. Qi-lose Nahrung, Abfälle, werden ausgeschieden.

Wenn wir mit unseren vorgeburtlichen Energien gut haushalten, was bedeutet, die nachgeburtlichen Energien gut auszunutzen und nicht durch schlechte Lebensführung zu mindern, so können wir gesund bleiben und ein langes Leben führen. Allerdings kein ewigliches, denn selbst bei sorgsamster Lebensführung wird immer ein Teil der vorgeburtlichen Energien verbraucht.

Wenn diese vollkommen leer sind, tritt der Tod ein.

Vorgeburtliche Energien	Nachgeburtliche Energien
Yuan-Qi	Erd-Qi
Jing-Qi	Himmels-Qi

Über die Zeugung und die Entstehung des Fötus wird uns das Jing-Qi von unseren Eltern mitgegeben. Diese Energie wird vom Yuan-Qi ergänzt, welches wir in der Schwangerschaft von unserer Mutter erhalten. Mit dem ersten Atemzug beginnen wir selber Energien aufnehmen. Dieses geschieht über die Atemluft (Himmels-Qi) und zum größten Teil über unsere Lebensmittel, also über das Essen und Trinken (Erd-Qi). Beide Aspekte, die vor- als auch die nachgeburtlichen Energien, bilden zusammen das Zhen-Qi, auch das "Wahre-Qi" genannt.

Hieraus können Sie schon ganz einfache Regeln ableiten, die der Gesundheit dienlich sind. Nehmen wir die vorgeburtlichen Energien. Wenn die Energien des Vaters und der Mutter stark und kräftig sind, können diese natürlich auch an das Kind weitergegeben werden. Ist aber das Qi der Eltern schon schwach, wie soll dann das Kind ein gut entwickeltes Qi mitbekommen? Das heißt für die Eltern, dass sie schon vor Beginn der Schwangerschaft, eigentlich schon ihr ganzes Leben lang, auf eine gute Gesundheit achten sollten, damit das „Erbe" stark und kräftig ist. Einige Chinesen bereiten sich ganz speziell zwei Jahre lang auf die Geburt ihres Kindes vor, damit das Kind eine gute Konstitution von den Eltern mitbekommt.

In der Schwangerschaft muss diese gesunde Lebensführung natürlich unbedingt weiter durchgeführt werden, da nach chinesischer Sicht das Kind erst nach der Geburt in der Lage ist, eigene Energien zu bilden und zu verarbeiten. Wenn dann das gerade geborene Kind anfängt, aus der Nahrung und der Luft eigenes Qi aufzunehmen, so können wir uns auch als Laien vorstellen, wie wichtig gute Atemluft (sie macht ca. 30 % des Qi aus) und vor allem eine gute Ernährung sind. Etwa 70 % unserer Energie entziehen wir der Nahrung. Je besser die Nahrung, desto besser auch unser Qi.

Sie sehen aus dieser kurzen Darstellung schon, wie naturnah und wie praxisorientiert die TCM auch für uns Europäer ist.

Aber wie bei allen Aspekten der Gesundheit sind wir selber in der Verantwortung. Wir sollten diese Eigenverantwortung nicht als Bürde, sondern als große Chance sehen, unser Leben und unsere Gesundheit eigenständig mitgestalten zu dürfen. Nochmals, die Daoisten sagen, dass wir dankbar sein sollen für die Möglichkeit, Verantwortung für uns selber übernehmen zu können.

Als weiteres Rüstzeug für Ihren Alltag möchte ich Ihnen nun die Organuhr vorstellen. Sie zeigt, wann das Qi in unserem Körper wo besonders mächtig fließt.

Auch diesem Modell können Sie wieder viele praktische Tipps zur alltäglichen Gestaltung eines gesunden Lebens entnehmen. Kurz zur Erklärung: Die Einteilung erfolgt im Zweistundenrhythmus. Zu der jeweils angegebenen Zeit fließt das Qi auf dem nebenstehend genannten Meridian besonders kräftig. Dieser Zeitzone gegenüberliegend fließt das Qi dort dagegen äußerst schwach.

Die Organuhr

Schauen wir uns einmal die Zeit an, in der der Dickdarmmeridian seine höchste Energie hat. Dies ist in der Zeit von 5.00-7.00 Uhr morgens. Dieses sollte die Zeit sein, in der wir die Toilette aufsuchen und unseren Körper von Abfallprodukten reinigen. Anschließend, in der Zeit von 7.00-9.00 Uhr sollten wir die größte Mahlzeit des Tages einnehmen, nämlich dann, wenn der Magen seine meiste Energie besitzt. Unsere Angewohnheit ist es allerdings, abends zu essen, oft sogar die größte Mahlzeit, und das genau dann, wenn der Magen seine niedrigste Energiestufe hat. Wir handeln dabei absolut wider die Natur. Wenn dies ab und an mal der Fall ist, gibt es da sicherlich keine Probleme, doch wenn wir das regelmäßig machen, ist es eine Frage der Zeit, bis unser Magen rebelliert.

Andere Erkenntnisse aus diesem Wissen um das Fließen des Qi können wir als Anhaltspunkte für Beschwerden nutzen oder gar in der Therapie selbst verwenden. Wenn Sie zum Beispiel jede Nacht zwischen 3.00-5.00 Uhr aufwachen, kann das ein Hinweis auf eine Störung der Lunge sein.

In der Therapie kann eine Akupunkturbehandlung zur Stärkung eines bestimmten Funktionskreises, zum Beispiel nach der energetischen Höchstphase besonders angebracht sein. Auch für das Qigong können gewisse Übungsregeln abgelesen werden. Übungszeiten zu den Höchstphasen der Meridiane stärken eben diesen Meridian und den dazugehörigen Funktionskreis besonders. Es ist aber zum Beispiel nicht immer möglich, um 4.00 Uhr morgens Qigong zu üben, um die Lunge zu stärken, doch wird auch dieses in China in Sanatorien oder in bestimmten Ordensgemeinschaften durchaus so praktiziert.

Auch unsere Nacht- und damit Schlafenszeit können wir dem Qi-Fluss in den Funktionskreisen entnehmen. Ab 23.00 Uhr nämlich sollten sich die Funktionskreise Gallenblase und Leber in Ruhe mit dem Planen und Treffen von Entscheidungen beschäftigen (welches unter anderem ihre Aufgabe ist) und nicht von anderen geistigen Aktivitäten gestört werden, weil wir noch wach und anderweitig beschäftigt sind.

Abschließend sollte nicht unerwähnt bleiben, dass Sie den angegebenen Zeiten der Organuhr, bedingt durch die Zeitverschiebung, im Sommer eine Stunde zufügen müssen.

Die fünf Wandlungsphasen

Eine weitere Grundsäule der TCM, hier zur Einordnung zyklischer Prozesse in unserem Leben und unserem Körper, ist das System der „Fünf Wandlungsphasen", mit denen wir uns abschließend zum Thema der Traditionellen Chinesischen Medizin beschäftigen wollen.

Die Fünf Wandlungsphasen dienen in der TCM der Einordnung kosmischer und körperlicher Prozesse, die zyklisch verlaufen. Wir hier im Westen kennen diesen natürlichen Zyklus allen Lebens ebenfalls. Nehmen wir als Beispiel zur Verdeutlichung die Jahreszeiten.

Im Frühling beginnt alles zu wachsen, die Tage werden länger, das Yang steigt an. Im Sommer dann hat das Yang seinen Höhepunkt. Die Sonne scheint oft, die Tage sind so lang wie zu keiner anderen Jahreszeit. Die Pflanzen blühen und entwickeln sich im Spätsommer bis zur Reife. In dieser Zeit gerät dieser Rhythmus des Wachsens ins Stocken und verändert sich langsam in die andere Richtung, in den Rückzug zum Yin. Im Herbst haben wir dann das Vergilben der Blätter, die Ernte wird eingeholt, das Yang zieht sich zurück, das Yin wird stärker, die Farben vergehen und die Blätter fallen herunter. Im Winter dann gibt es kaum noch kräftige Farben, die Bäume sind kahl, das Yin steuert seinem Höhepunkt entgegen. Die Säfte ziehen sich in die Wurzeln zurück und es ist die kälteste Jahreszeit. Der Kreislauf beginnt langsam wieder von vorne, indem die Yangkräfte wieder erstarken und den Frühling einläuten.

Ich glaube, dass Sie diesen Zyklus sehr gut nachvollziehen können, da auch wir Menschen uns dementsprechend verhalten. Auch wir sind im Frühjahr und Sommer aktiver, fühlen uns besser, benötigen weniger Schlaf, während wir uns im Herbst und Winter eher etwas zurückziehen, Kräfte sammeln und auch mehr schlafen.

Die fünf Wandlungsphasen und einige ihrer Zuordnungen sind :

	Holz	Feuer	Erde	Metall	Wasser
Emotion	Wut,Zorn	Freude	Grübeln	Trauer	Angst
Gewebe	Sehnen	Gefäße	Muskeln	Haut,Körperhaar	Knochen
Jahreszeit	Frühling	Sommer	Spätsommer	Herbst	Winter
Geschmack	sauer	bitter	süß	scharf	salzig
Organ	Leber	Herz	Milz	Lunge	Niere
Sinnesorgan	Auge	Zunge	Mund	Nase	Ohr

In der chinesischen Medizin geben uns die Zuordnungen zu den Wandlungsphasen wichtige Hinweise zur Diagnose von Beschwerden und Krankheiten, aber auch Ratschläge zur Vorsorge. Alle fünf Wandlungsphasen sollten harmonisch in unserem Alltag vertreten sein. Es ist weder ratsam, unentwegt zu grübeln oder ängstlich zu sein, noch ist es gut, sich immer nur zu freuen. Hier kommt eine ganz wichtige Sichtweise der chinesischen Kultur zur Anwendung, die jegliche Ausschweifungen, zumindest über längere Zeiträume, ablehnt. Also auch von uns so positiv bewertete Eigenschaften wie zum Beispiel Freude und Glück sollten nicht im Übermaß auftreten, da sie dann einen genauso krankmachenden Einfluss haben wie eben das Grübeln oder die Angst.

Aber nehmen wir aus der obigen Liste noch das Beispiel der Geschmacksrichtungen. Auch diese sollten in einem ausgewogenem Verhältnis in unserer Ernährung vertreten sein. Ganz abgesehen davon, dass mit dem „süßen" Geschmack nicht Schokolade oder andere zuckerhaltige Lebensmittel gemeint sind, sondern süße Gemüse und Getreide, wie zum Beispiel Möhren und Hirse, darf kein Geschmack überwiegen. Dies ist eine klare Absage an Fabrikzucker und natürlich an die Einseitigkeit. Wir dürfen fast alles, aber alles in Maßen und möglichst abwechslungsreich.

Das Kochen nach den Fünf Elementen ist die Anwendung solcher Forderungen par excellence. Diese Art der Zubereitung ist auch für den Hausgebrauch erlernbar und absolut wirkungsvoll. In der TCM hat die Ernährungslehre sowohl in der therapeutischen als auch präventiven Arbeit einen hohen Stellenwert. Dies drücken die Klassiker zum Beispiel für die Geschmäcker folgendermaßen aus:

„Wenn die Menschen den fünf Geschmacksrichtungen Aufmerksamkeit zollen und sie gut mischen, werden ihre Knochen fest bleiben, ihre Muskeln weich und jung, Atem und Blut werden ungehindert fließen, die Poren werden von feiner Struktur sein, und deshalb werden Atem und Knochen vom Geist des Lebens erfüllt sein."

Doch wenn eine „Entgleisung", die sich ja bei einigen Menschen bis zum Exzess steigern kann, vorliegt, so kann die TCM auch daraus wichtige Hinweise für die Diagnose, und damit natürlich immer auch für die Behandlung entnehmen. Sollte jemand zum Beispiel ständig Wutanfälle haben und sehr schnell in Zorn geraten, so deutet dies auf eine Störung der Wandlungsphase „Holz" hin. Sollte sich in einer detaillierten Diagnose diese Vermutung bestätigen, kann der Therapeut natürlich auf vielfältige Art und Weise versuchen, das Qi in den entsprechenden Funktionskreisen (hier Leber und Galle) zu harmonisieren. Viele solcher Entgleisungen oder manchmal nur Vorlieben können wichtige Hinweise zur Erkennung des Problems liefern.

Selbstverständlich sollen die verschiedenen Arten von Qi in allen Meridianen ebenso harmonisch fließen. Dieses können wir mit Qigong sehr gut beeinflussen. So tauchen in vielen Übungsformen des Qigong auch die Fünf Wandlungsphasen auf. Die „Acht Brokate" oder das „Spiel der fünf Tiere" sind Qigongformen, deren einzelne Bilder (Übungen) tendenzielle Beziehungen zu jeweils einer Wandlungsphase haben und diese jeweils stärken, harmonisieren und besonders ansprechen. Im Prinzip tauchen die Wandlungen überall auf, da sie nur die vier verschiedenen Bewegungsaspekte und die „Mitte" darstellbar machen und für alle Dinge des Lebens gelten.

Die fünf Wandlungsphasen werden in verschiedenen Kreisläufen beschrieben, um daraus wiederum Nutzen für die Diagnose und Therapie zu ziehen. Es gibt den Kreislauf (Zyklus) der Ernährung, der Überwältigung und der Zerstörung. Eingehen möchte ich in diesem Buch auf den Ernährungszyklus, da dieser bei einigen Qigongmethoden wieder anzutreffen ist.

Holz	ernährt	Feuer
Feuer	ernährt	Erde
Erde	ernährt	Metall
Metall	ernährt	Wasser
Wasser	ernährt	Holz

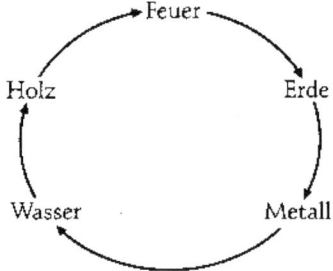

Dieser Kreislauf, auch als „Mutter-Kind-Regel" in der TCM bekannt, zeigt an, dass wir gesund sind, wenn unsere Energien in diesem Zyklus fließen, und zwar möglichst überall gleich kräftig. Tritt ein Mangel an Qi zum Beispiel in der „Erde" auf, so wird wahrscheinlich auch das „Metall" geschwächt sein. Die Erde ist die Mutter des Metalls. Verliert die Mutter Energie, kann sie das Kind nicht mehr richtig ernähren. Bei entsprechender Dauer solch eines Zustandes kann natürlich das gesamte System aus den Fugen geraten, da ja das Metall wiederum die Mutter des Wassers ist.

Deshalb ist es wichtig, dem vorzubeugen und möglichst früh derlei Störungen diagnostizieren zu können. Die TCM ist in der Lage, oft schon lange, bevor ein Schulmediziner eine organische Erkrankung feststellen kann, solche „Disharmoniemuster" zu erkennen und zu therapieren, damit es möglichst gar nicht zu einer schwereren Erkrankung kommt.

Im Qigong können wir durch die Abfolge unserer Übungen nach den fünf Wandlungsphasen auch zur Ernährung der einzelnen Wandlungsphasen und ihren Zuordnungen beitragen.

Folgende Meditationsübung richtet sich nach diesem Zyklus. Bei dieser Übung konzentrieren Sie sich allerdings auf die Organe, nicht auf die Funktionskreise. Sie nehmen eine entspannte, aufgerichtete Sitzposition ein (eine genaue Beschreibung der Sitzhaltung finden Sie auf Seite 75), beruhigen den Atem und zählen die Atemzüge, um auch den Geist zu beruhigen. Sie schließen sanft die Augen. Nun leiten Sie Ihre Aufmerksamkeit zu Ihren Lungenflügeln. Dort verweilen Sie eine Zeit lang. Sie lächeln dabei in die Lunge und bedanken sich für das Verrichten ihrer Aufgaben. Nach etwa zwei bis drei Minuten wandern Sie weiter zu den Nieren und bleiben dort mit Ihrer Konzentration. Auch hier lächeln Sie in die Nieren und bedanken sich für ihre geleistete Arbeit. Von da aus wandert Ihr Geist nach einigen Minuten zur Leber, an der rechten Oberbauchseite. Sie lächeln in die Leber und danken ihr ebenfalls. Nach weiteren zwei oder drei Minuten lenken Sie Ihre Aufmerksamkeit zum Herzen. Anschließend reisen Sie zur Milz, in der linken Oberbauchseite.

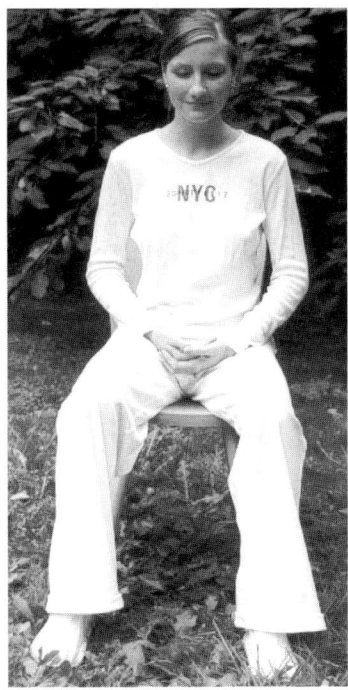

Das Hineinlächeln und Bedanken wird für jedes Organ wiederholt. Zum Schluss führen Sie Ihre Aufmerksamkeit zum Dantian (s. Seite 82) und verweilen dort einige Minuten. Dann öffnen Sie langsam die Augen und beenden damit die Übung.

Es kann sich ein Wärme- oder Lichtstrom im Körper und den angesprochenen Organen ausbreiten. Sie können eventuell auch Schwierigkeiten gehabt haben, sich auf die einzelnen Organe zu konzentrieren, dieses legt sich mit fortdauernder Übung. Vielleicht haben Sie sich auch einfach nur wohl gefühlt bei dieser Übung. Wichtig ist, und das gilt für alle Qigongübungen, uns selbst, unser Innerstes zu beachten und zu trainieren.

Wir machen Bodybuilding, Aerobic, liften unser Gesicht, schminken uns, das heißt, wir kümmern uns sehr um unser Äußeres. Leider vergessen wir dabei oft das „Innere". Und dieses Innere ist viel wichtiger als das Äußere, denn „Wahre Schönheit kommt von Innen", eine Weisheit, die auch wir kennen, der wir aber leider kaum noch Beachtung schenken. Alle Qigongübungen sind immer auch „Innere Übungen", und deren Ästhetik und therapeutische Wirkungen kommen vom inneren Fluss des Qi, nicht von der gemachten Bewegung der Arme und Beine. Die Auseinandersetzung mit uns selbst, mit unseren Gefühlen, Wünschen, Ängsten, mit unserem ganzen Inneren erleben Sie im Qigong auf angenehmste Art und Weise.

Qigong –

Das umfassende Übungssystem für jeden Menschen

Einführendes

Nun sind wir beim Hauptthema dieses Buches angelangt und wenn Sie bis hierher aufmerksam gelesen haben, ist Ihnen sicher bewusst geworden, dass man das Qigong, mit seiner Jahrtausende alten Geschichte und einem enormen Wissens- und Erfahrungsschatz nicht in ein paar Worten (zum Beispiel chinesische Heilgymnastik) beschreiben kann. Selbst dieses Buch mit seinen 120 Seiten, aber auch jedes andere Buch, vielleicht mit tausend Seiten, kann das Qigong letztendlich nicht umfassend beschreiben, denn: Sie müssen es selber tun, üben, wahrnehmen, fühlen, erleben, empfinden, spüren... Wenn ich Ihnen einen Apfel in allen mir bekannten Aspekten beschreibe, so wissen Sie doch erst, was ein Apfel ist, wenn Sie ihn selber gesehen, berührt und gegessen haben.

Zum einen möchte ich Ihnen in diesem Buch die Genialität der chinesischen Lebenslehre als auch deren Praktikabilität näher bringen. Ich möchte Ihnen Appetit machen, ich möchte Sie neugierig machen, doch ausleben und erfahren müssen Sie selbst. Ich möchte Ihnen eine grobe Vorstellung vom Qigong vermitteln und möchte die Anwendbarkeit im Alltag und den großen Nutzen des Qigong zumindest andeutungsweise herausstellen und begreiflich machen.

Die Übersetzung und Erklärung des Begriffes Qigong bietet schon erste Ansätze, das Wesen der Qi-Übungen zu verstehen. Qigong ist zusammengesetzt aus zwei Wörtern, nämlich aus Qi und aus Gong.

Im Chinesischen sind es zwei Schriftzeichen, jeweils mit einigen verschiedenen Bedeutungen. Dieses schafft die zum Teil großen Probleme der Übersetzung in andere Sprachen.

Qi kann z.B. übersetzt werden mit:

Luft, Gas, Äther, Dampf, Atem, Einfluss, Atmosphäre, Lebenskraft, Energie, Vitalität ...

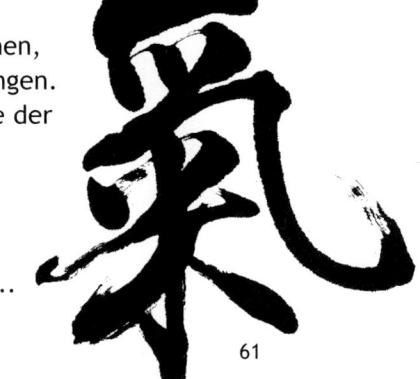

Ich habe bisweilen den Begriff unübersetzt gelassen oder habe Energie oder Lebensenergie stattdessen geschrieben. Ich habe dies abwechselnd gemacht, um Sie an den Gebrauch und die Bedeutung des Begriffes zu gewöhnen. Können Sie sich doch von dem Begriff Energie oder Lebensenergie eine Vorstellung machen, und damit einiges des Gesagten sicher besser verstehen; so liegt gerade in dieser Vorstellung wiederum die Gefahr der geistigen Enge (Vor- und Nachteile, Yin und Yang, liegen eng beieinander).

Die von mir gewählten Übersetzungsbegriffe verdeutlichen, gerade zu Beginn, bestimmte Aspekte der TCM oder auch des Qigong sehr schön, verleiten aber möglicherweise dazu, Qi als rein physikalische Kraft zu verstehen. Qi umfasst, wieder im ganzheitlichen Ansatz, nicht nur eine physikalische Komponente, sondern gleichfalls eine geistig-seelische. Unser altgermanisches Wort Odem hatte ebenfalls diesen weitergehenden Bedeutungshintergrund. In älteren chinesischen Werken ist Qi: „der Ursprung des Lebens", oder „etwas, dessen Form und Stoff nicht zu sehen ist, das aber diese − wechselseitig bewegend − beeinflusst."

Bei jahrelanger Beschäftigung mit der Theorie und Praxis des Qigong wird Ihnen Qi immer verständlicher und natürlicher, da Sie merken, dass es vollkommen unwichtig ist, was Qi ist. Viel wichtiger ist für Sie (und alle Qigongbetreibenden), wie es wirkt und funktioniert. Die Chinesen hat es bis vor wenigen Jahren nie interessiert, was Qi ist. Sie haben sich nur um die Wirkungen und die dahinter liegenden Gesetzmäßigkeiten gekümmert, um es sinn- und wirkungsvoll nutzen zu können. Erst der Einfluss des Westens hat auch in China dazu geführt, die Existenz von Qi wissenschaftlich beweisen zu wollen, um die Anerkennung ihres Medizinsystems zu erreichen.

Damit sind wir auch schon mitten in der Erläuterung des Wortes Gong.

Gong hat Bedeutungen wie zum Beispiel:

Verdienst, Tugend, Erfolg, Meisterschaft, Arbeit, Geschick, Beharrlichkeit...

Gong können wir übersetzen „beharrliches Üben (Arbeit), um Meisterschaft zu erlangen". Gong zeigt, gerade uns Europäern, die Notwendigkeit einer regelmäßigen (täglichen) Übungspraxis, um unsere Fähigkeiten und Fertigkeiten im Umgang mit „Qi" zu verfeinern und zu verbessern. Die vorherigen Ausführungen ergeben so die Bedeutung des Wortes „Qigong".

Die Meisterschaft oder die Fähigkeit, von denen bei Gong die Rede ist, bezieht sich natürlich auf das „Arbeiten mit Qi". Um Qi aufnehmen, lenken, sammeln und stärken zu können, bedarf es regelmäßiger Übung.

Im Exkurs in die Geschichte des Qigong, zu Beginn des Buches, ist schon von verschiedenen Stilen (Schulen) des Qigong die Rede gewesen. Über die Begriffserklärung können wir nun sagen, dass alle Übungen und Übungssyteme, die sich mit dem Qi beschäftigen und das Arbeiten daran zur ausdrücklichen Grundlage haben, dem Qigong zugeordnet werden können. Selbst der eigenständige Übungsweg des „Taijiquan" ist in diesem Sinne eine Form des Qigong. So finden wir unter dem Begriff Qigong Tausende von zum Teil wirklich völlig unterschiedlichen Übungsformen, entstanden unter anderem auch durch die zeitweilige Ächtung des Qigong durch den Staat. So konnte nur im Geheimen geübt werden, und das Wissen wurde nur innerhalb der Familie weitergegeben, wobei fast jede Familie einen eigenen Stil oder Schwerpunkt entwickelte.

Alle haben ihre eigene Geschichte, ihre Meister und auch ihre Wirkungen, somit sicher auch ihre Berechtigung. Damit haben wir Menschen hier im Westen natürlich schon wieder unsere Probleme. Wir sind es gewohnt, eine Wahrheit zu kennen und an sie zu glauben, bis sie durch eine andere abgelöst wird. Die eine Wahrheit gibt es aber nun mal nicht. „Jede Medaille hat zwei Seiten", (Yin und Yang) oder „Viele Wege führen nach Rom". Und so sollten wir die Vielfalt des Qigong und dessen Möglichkeiten einfach für uns nutzen.

Es gibt Übungen im Liegen, die als ergänzende Übungen praktiziert werden oder aber auch von bettlägerigen Patienten ausgeführt werden können. In einer solchen Situation können diese Übungen besonders sinnvoll sein, da dem Kranken Möglichkeiten geboten werden, trotz der Krankheit selber etwas tun zu können und auch die Wirkungen des Qigong sind durchaus erreichbar und helfen im Genesungsprozess, allein schon durch die - sinnvoll - genutzte Übungszeit.

Es gibt andere Qigongformen, wie das „Stille Qigong", wo überwiegend im Sitzen oder Stehen geübt wird. In entspannter Sitzposition wird besonderer Wert auf die innere Bewegung (des Qi) und die äußere Ruhe gelegt. Aber auch hier bieten sich dem gehandicapten Menschen, der für Stehübungen noch zu schwach ist oder den momentane Beinbeschwerden einschränken, viele Möglichkeiten der Übung. So können spezielle Qigongübungen im Sitzen ausgeführt werden oder aber die uns bekannten Übungen werden etwas abgeändert, um sie zumindest eine Zeit lang im Sitzen üben zu können. Mit vielen Übungen des Qigong ist dies ohne Probleme möglich.

Im Stehen gibt es wiederum verschiedenste Qigongformen. So werden die Stand- oder Pfahlübungen im Qigongstand praktiziert. Die einmal eingenommene Haltung wird über einen Zeitraum von ca. 20 Minuten, oder länger, nicht mehr verändert. Diese Ruheübungen, wir bewegen uns nicht explizit, sondern geben nur hier und da ein wenig den Bedürfnissen unseres Körpers nach, stärken die Beine, aktivieren das Qi, verteilen es im Körper und unterstützen, bei richtiger Ausführung, den Entspannungsprozess.

Natürlich beginnen Anfänger nicht gleich mit 20 Minuten Stehen. Zu Anfang übt man drei oder vier Minuten und steigert diese Zeit allmählich, bis man schließlich 20 Minuten ohne Probleme entspannt stehen kann.

Im Unterschied dazu gibt es Übungen im Stehen, in denen wir unseren Körper bewegen. Hier wird über das Zusammenspiel von Bewegung, Atmung und Geist versucht, das Qi zu harmonisieren und zu stärken. Diese Übungen sind im Allgemeinen noch recht einfach zu erlernen. Hingegen erfordern die Übungen im Stehen mit Fortbewegung noch größere Aufmerksamkeit, da zur Atmung,

Bewegung und Geisteshaltung auch noch verschiedene Schritte kommen, die in Einklang mit der gesamten Bewegung zu bringen sind. Natürlich gibt es nun gerade Menschen, die solche Bewegungsformen, da sie ihrem Naturell entsprechen, bevorzugen.

Ich hoffe, durch diese kurze, wenn auch unvollständige Vorstellung von Qigongformen merken Sie aber dennoch, dass das Qigong für wirklich jeden Menschen etwas zu bieten hat.

Es gibt sogar Übungen, die nicht im bei uns bekannten „Zeitlupentempo" ausgeführt werden, sondern sehr schnell und kraftvoll sind. Das Qigong bietet wirklich alle Möglichkeiten, wir müssen sie nur nutzen.

Es besteht auch die Möglichkeit, verschiedene Qigongformen in der eigenen Übungspraxis zu vermischen. Dies wird manchmal, gerade hierzulande, als nicht sinnvoll oder gar gefährlich abgelehnt, doch scheint mir bei derartigen Äußerungen sehr oft der eigene Geldbeutel das Hauptargument zu sein, denn damit schließt man die Konkurrenz natürlich aus. Damit ich hier richtig verstanden werde: Ich rede nicht davon, möglichst viele Übungen verschiedener Stile zu mischen und zu praktizieren, ganz im Gegenteil. Weniger ist mehr. Es ist wesentlich besser, nur eine einzige Übungsform richtig zu praktizieren, als fünf oder sechs halbrichtig. Der Hauptaspekt des Qigong liegt, und das dürfte Ihnen beim Lesen schon aufgefallen sein, in der Qualität, nicht in der Quantität. Doch es kann durchaus sinnvoll sein, die eine oder andere Übung aus verschiedenen Schulen zu vermischen, obwohl gerade die bei uns propagierten Übungsreihen sehr oft einen komplette Übungspalette mit verschiedensten Übungen eines Systems anbieten. Der Mensch, bei dem Sie sich entschlossen haben zu lernen, kann da sicher aus seinem Erfahrungsschatz weiterhelfen und wird entsprechende Hinweise geben.

Klar sein sollten Sie sich auch darüber, dass Qigong keine Gymnastik ist. Selbst wenn es Übungen gibt, die sehr gymnastisch wirken und aussehen, so geht es doch immer darum, Qi zu trainieren. Wenn wir Qigong praktizieren, sollen wir entspannt sein, die

Bewegungen sollen nicht gemacht werden, sondern sollen sich aus dem Fluss des Qi ergeben. Der Geist (die Aufmerksamkeit oder auch Vorstellungskraft) lenkt das Qi, das Qi führt das Blut und den Körper. So können wir uns entspannt und mit relativ wenig Muskelkraft bewegen, da unser Qi die Antriebsquelle der Bewegungen ist. Dieses zu erreichen geht nicht von heute auf morgen, es erfordert Geduld. Wenn wir Tennis oder Klavier spielen lernen wollen, wissen wir auch, dass dies Zeit, Geduld und Einsatz erfordert, so ist es auch mit dem Qigong.

Wenn es darum geht, Qigong-Übungen zu beschreiben, so sind diese Beschreibungen immer als grober Rahmen gedacht. Da wir Individuen sind und jeder Mensch anders und einzigartig ist, sollen Sie die Beschreibungen als Richtschnur ansehen und sie Ihrem Befinden und Ihren körperlichen als auch geistigen Voraussetzungen anpassen.

Wenn wir zum Beispiel die Anforderung des schulterbreiten, parallelen Fußstandes haben, so ergibt sich aus den Unterschieden der jeweiligen Schultern schon ein unterschiedlich breiter Stand. Aber auch das Parallelstellen der Füße ist Schwankungen unterworfen. Menschen mit X-Beinen stehen einfach anders als Menschen mit O-Beinen. Wem die parallele Haltung der Füße anfangs zu anstrengend ist, stellt seine Füße erst einmal natürlich hin, allerdings mit dem Ziel, sie irgendwann einmal parallel zu stellen. Eine langsame, über Monate entwickelte Änderung solch einer uns eigenen Haltung dient da sicher mehr der Qigongpraxis als ein sofortiges Richtig-Stellen der Füße, auf Kosten von Gelenkbeschwerden oder Knieschmerzen. Allerdings sollte das Motto sein: „Wir arbeiten daran", denn wir sollen auch nicht einfach unsere erlernten Haltungs- und Bewegungsmuster beibehalten. Das Qigong und die entsprechenden Übungsbeschreibungen geben diesen Rahmen, den wir unseren Bedürfnissen anpassen sollten. Aber wir sollen kein eigenes Qigong kreieren, um diese oder jene Position beibehalten zu können. Wir sollten uns ruhig ein wenig fordern, aber eben nicht, wie für uns oft typisch, überfordern. Diese Prämisse der individuellen Auslegung der Anforderungen der Qi-Übungen sollte immer beachtet werden.

Absolut wichtig ist die volle Aufmerksamkeit beim Üben, ohne jedoch zu verkrampfen. Auch geistig darf sich keine Anspannung (zum Beispiel: „...ich will dieses oder jenes erreichen...") einstellen. Locker, entspannt, aufmerksam, gleichmütig, ruhig und gelassen sollen wir üben, dann erreichen wir am ehesten Wirkungen. Ich beobachte in meinen Kursen immer wieder die Versuche Einzelner, es besonders gut zu machen, gegen die eigene Natur und die jeweiligen eigenen Grenzen. Wir haben im Qigong ja gerade nicht diesen Leistungsstress. Wir brauchen nicht besser zu sein als andere, wir müssen nur unserem Körper und unserer Konstitution Rechnung tragen. Bei genauer Abstimmung auf uns und Anerkennung unserer Grenzen erzielen wir für uns die besten Erfolge.

Wenn Sie die hier beschriebenen Übungen zu Hause machen möchten, dann denken Sie daran, dass Qigong Ihnen gut tun soll. Sie sollen sich nicht quälen, höchstens ein wenig fordern. Dabei lieber etwas zu wenig als zu viel.

Die drei Übungsphasen

Grundvoraussetzung für eine erfolgreiche und wohltuende Qigongpraxis ist neben der eigentlichen Qigongübung ein guter Beginn und ein ebensolcher Schluss einer Übung. Dies wird häufig ebenfalls mit Naturphänomenen verglichen. Als erstes müssen wir etwas säen. Dies wird mit der Einstimmung auf die folgende Übungszeit gleichgesetzt. Im Qigong nennen wir es „in die Ruhe eintreten" (chin.: Rujing). Damit wird die Voraussetzung für ein erfolgreiches Üben geschaffen.

Wir entspannen uns, lockern uns. Wir schalten langsam ab und vergessen den Alltag. Überhaupt sollten wir während der Übungszeit nicht gestört werden, zum Beispiel durch das Telefon. Wir beruhigen den Atem, zählen vielleicht die Atemzüge oder führen unsere Aufmerksamkeit zu unserer Mitte, zur Bauchnabelgegend. Wir lassen los, bis wir uns in „Ruhe" befinden.

Dieses sollte, gerade zu Anfang, ruhig einige Minuten in Anspruch nehmen. Die erste Übung einer Qigongform dient oft ebenfalls dem Eintreten in die Ruhe. Dabei führen wir das Qi zum Unteren Dantian (s. Seite 82).

Erst dann beginnen wir mit den eigentlichen Übungen. Diese Übungszeit können wir vergleichen mit dem Wachsen und Gedeihen. Auch das Üben des Qigong sollte in einer entspannten Körper- und Geisteshaltung stattfinden. Ohne Eile und aufmerksam üben wir und arbeiten mit unserem Qi.

Letztlich sollten wir die Übungen in aller Ruhe beenden. Das angeregte oder neu aufgenommene Qi muss zum Ursprung, zu unserer Mitte, zum Dantian zurückgeführt werden. Dann sollten wir noch einige Zeit mit den Gedanken in unserer Mitte verweilen, ehe wir uns wieder in den Alltag begeben. Dieses ist vergleichbar mit dem Ernten. Ohne die Saat und ohne die Ernte können wir mit der Übung nichts anfangen. Erst alle Aspekte zusammen ergeben einen vollständigen Übungsprozess.

Jetzt wird vielleicht auch deutlich, warum wir im Qigong nichts übertreiben sollen. Denn Sie werden auch nicht versuchen, den Pflanzen beim Wachsen zu helfen, indem Sie sie lang ziehen.

Sie können gute Voraussetzungen schaffen, doch der Rest muss natürlich geschehen und kann nicht beschleunigt werden.

Hier sei abschließend noch erwähnt, dass unter dem Begriff „Haltung" keine Starre zu verstehen ist. Wie das Gesetz von Yin und Yang aufzeigt, gibt es keine reine Form, wo Yin ist, da ist auch Yang und umgekehrt. Also verstehen Sie bitte auch die Begriffe Haltung oder Position als etwas Dynamisches, was sich immer wieder verändert, so wie sich zum Beispiel Ihre Tagesform ebenfalls verändert. Sie werden nicht jeden Tag das gleiche Resultat erzielen oder die gleiche Lust zum Üben verspüren.

Kommen wir zwischendurch wieder zur Praxis.

Bevor wir aber zu einer weiteren Qi-Übung gehen, möchte ich Ihnen eine Vorbereitungsmassage im Stehen vorstellen.

Sie beginnen mit einer leichten Klopfmassage des Kopfes mit den Fingerkuppen. Beginnend an der Stirn gehen Sie langsam klopfend bis zum Nacken, um dann wieder an der Stirn zu anzufangen. Dann klopfen Sie mit der flachen rechten Hand die linke Schulter, jeweils vom Nacken zum Schultergelenk herunter. Nach einiger Zeit wechseln Sie die Hand und die Seite. Nun klopfen Sie die Arme herunter, immer von oben beginnend. Zuerst links, dann rechts. Dann bilden Sie leichte Hohlfäuste und klopfen den Rücken ab. Jeweils links und rechts neben der Wirbelsäule von oben nach unten, bis zum Po, den Sie ruhig etwas kräftiger bearbeiten dürfen. Dann klopfen Sie, wieder mit der flachen Hand, an der Außenseite der Beine herunter bis zu den Füßen und an der Innenseite der Beine hoch bis zum Becken. Alles wird einige Male wiederholt. Zum Schluss reiben Sie Ihren Bauch mit beiden Händen kreisend zum Nabel hin.

Dies ist eine schöne Aufwärmübung fürs Qigong. Sie können diese Massage aber auch zum Beispiel nach langem Sitzen ausführen und werden dabei merken, wie belebend und wohltuend sie ist. Sie sollten diese Massage nicht hastig durchlaufen, sondern sich in aller Ruhe mit Ihrem Körper beschäftigen.

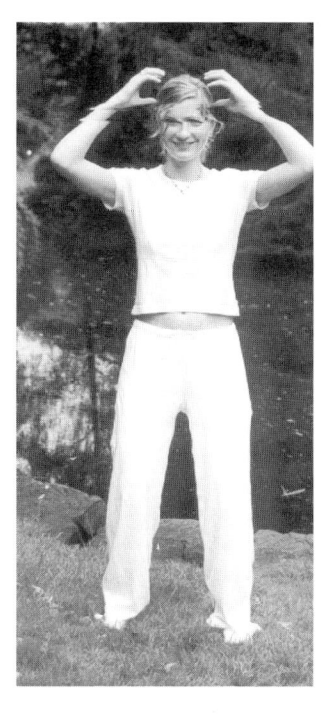 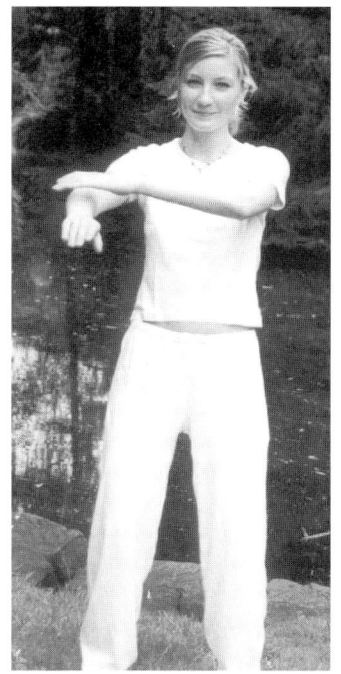 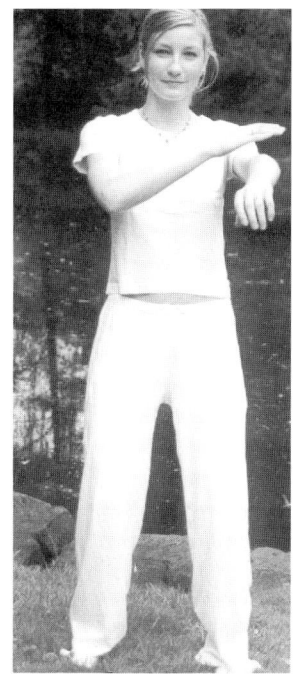

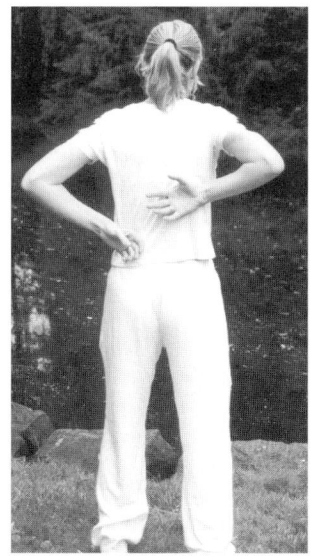 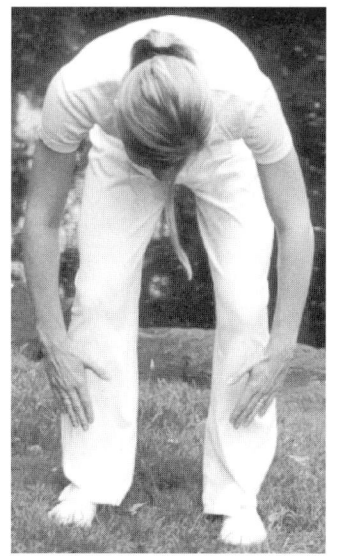 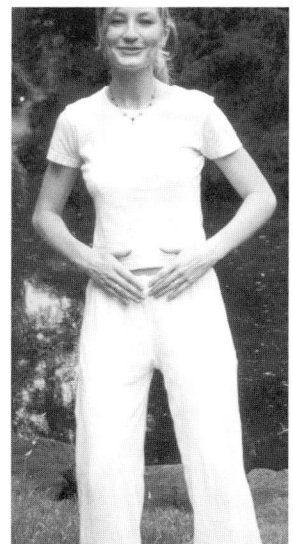

Nun folgt eine weitere kleine Qigongübung.

Wenn Sie den folgenden Abschnitt aufmerksam gelesen und sich die Übung gemerkt haben, legen Sie dies Buch für ein paar Minuten zur Seite und üben mit Ihrer Energie, mit Ihrem Qi.

Zuerst müssen Sie sich aufrecht hinsetzen und sich auf die Übung vorbereiten. Sie achten auf Ihren Atem und lassen ihn möglichst weich, sanft und ruhig werden, lassen ihn natürlich fließen. Sie sollten dabei mit dem Zwerchfell atmen (Bauchatmung), nicht mit dem Brustkorb, das heißt wenn Sie einatmen, hebt sich ihre Bauchdecke (nicht Ihr Brustkorb), wenn Sie ausatmen, senkt sich die Bauchdecke. Sie sind ruhig und gelassen, ihr Atem kommt und geht ganz von allein.

Sie beginnen mit der eigentlichen Übung, der Übung des Händewaschens. Ja, die Bewegung sieht genauso aus wie das

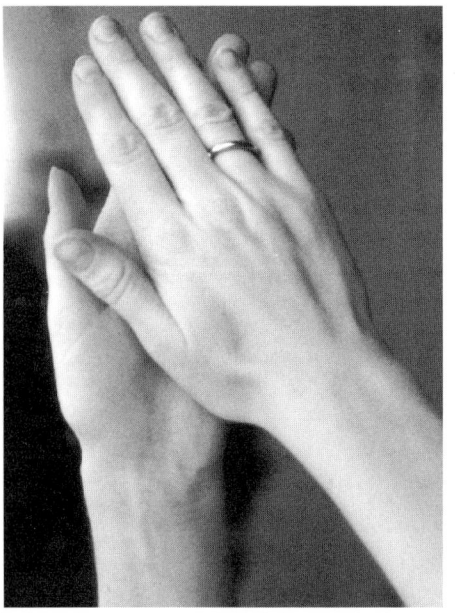

Waschen unserer Hände. Aber Sie dürfen keinerlei Kraft anwenden sondern die Hände nur „streicheln". Sie reiben sie einzig und allein leicht waschend umeinander. Mal ist die linke Hand innen, dann die rechte. Sie gebrauchen überhaupt keine Kraft, es ist nur ein sanftes Reiben, allerdings ist Ihre Aufmerksamkeit in Ihren Händen. Sie schauen der waschenden Bewegung zu, möglichst ohne irgendetwas zu denken. Sie genießen das Waschen und erfreuen sich an der Bewegung der Hände.

Nach etwa zwei bis drei Minuten beziehen Sie Ihre Handgelenke ebenfalls mit in die Bewegung ein. So waschen Sie jetzt die Hände und Handgelenke in einem sanften Reiben und versinken mit Ihren Gedanken ganz in dieser Bewegung. Nach weiteren zwei bis drei Minuten beenden Sie langsam diese Bewegung, nehmen den Daumen der linken Hand und umschließen diesen sanft mit der anderen Hand, die dabei zur Hohlfaust wird. Nun drücken Sie mit der rechten Faust zweimal kräftig den darin liegenden linken Daumen für wenige Sekunden. Jetzt nehmen Sie statt des Daumens den Zeigefinger der linken Hand in die rechte Faust und drücken wie vorher. Nach zweimaligem Drücken den nächsten Finger und immer so weiter, bis Sie alle Finger der linken Hand gedrückt haben. Nun wechseln Sie die Hand und drücken der Reihe nach alle Finger der rechten Hand mit der linken Faust.

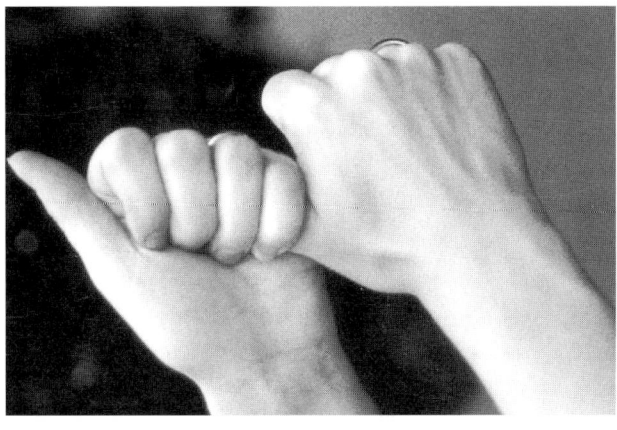

Nun legen Sie beide Arme in Ihren Schoß und versuchen einmal wahrzunehmen, ob sich Ihre Hände verändert haben. Wie fühlen Sie sich insgesamt nach dieser kurzen Übung? Wie geht es Ihren Händen? Sind sie vielleicht kalt oder warm geworden? Kribbelt es ein wenig? Sind sie etwas gerötet? Sind die Veränderungen stark? Sind sie angenehm?...

Welche genauen Veränderungen Sie persönlich wahrgenommen haben, ist gar nicht so entscheidend. Ich bin sicher, dass Sie irgendetwas gespürt haben und sich vielleicht sogar Ihr Gemüt, zumindest aber Ihre Hände und Handgelenke in irgendeiner Form verändert haben, wenn Sie während der Übung ganz bei der Sache waren. Diese Übung kommt aus einer Qigongreihe zur Behandlung oder Vorsorge von Gelenkerkrankungen. Sie ist absolut simpel und phantastisch wirkungsvoll, finden Sie nicht?

Wenn Sie also während oder nach dieser Übung Veränderungen, es können durchaus auch mal negative sein, wahrgenommen haben, so haben Sie schon das Qi gespürt, denn der Geist (die Aufmerksamkeit - chin: Yi) führt das Qi und das Qi lenkt das Blut. Durch den Fluss des Qi und des Blutes entstehen Wahrnehmungen wie zum Beispiel Ameisenlaufen, Kribbeln, Wärme oder Hitze, Pulsieren, leichtes Zittern und auch mal Schmerzen oder andere Sensationen. Diese Veränderungen zeigen die Wirkung der Übung an und sind erwünscht, allerdings kann es genauso gut sein, dass Sie anfangs gar nichts wahrnehmen, trotzdem arbeitet das Qi. Wenn Sie beharrlich weiter üben, werden Sie Resultate erzielen.

Doch Sie dürfen niemals Erwartungen haben, dass doch jetzt endlich dieses oder jenes passieren soll. Damit erreichen Sie genau das Gegenteil, denn das Qi lässt sich nicht zwingen. Mit dieser Erwartungshaltung verkrampfen wir den Geist, und der ist schließlich der Antrieb für das Qi.

Verspannung oder Verkrampfung, sowohl auf geistig-seelischer Ebene als auch auf körperlicher Ebene, behindern das Fließen des Qi. Deshalb ist das Qigong auch als Entspannungstraining hier im Westen bekannt geworden, denn je entspannter wir sind, um so leichter und besser fließt das Qi. Da im Qigong in allen möglichen Formen auch die Entspannung geübt wird, werden wir wieder aufmerksam auf unseren eigenen Körper und unser Befinden. Durch dieses entspannte Üben, sowohl körperlich als auch geistig, lernen wir im Laufe der Zeit, auch in unserem Alltag entspannter zu bleiben.

Sich in einer entsprechenden Situation, zum Beispiel bei leiser Musik, in Ruhe, liegend auf dem Sofa, zu entspannen ist relativ leicht, sich jedoch gerade in den typischen Situationen des Alltags, in denen wir immer verkrampfen, entspannen zu können, bringt sehr viel mehr, ist allerdings auch wesentlich schwieriger. Das Qigong hilft uns, auch in solchen Situationen die Ruhe zu bewahren und dem Stress auszuweichen oder ihn auf ganz natürliche Art und Weise abzumildern.

Die Grundpositionen im Qigong

Ich möchte in diesem Kapitel nur auf zwei grundsätzliche Ausgangsstellungen im Qigong näher eingehen. Und zwar möchte ich Ihnen eine Sitzhaltung und eine Grundposition im Stehen erläutern.

Die richtige Haltung im Sitzen kann Ausgang für viele verschiedene Übungen sein. Sie kann auch von geschwächten Menschen in der Regel noch ausgeführt werden.

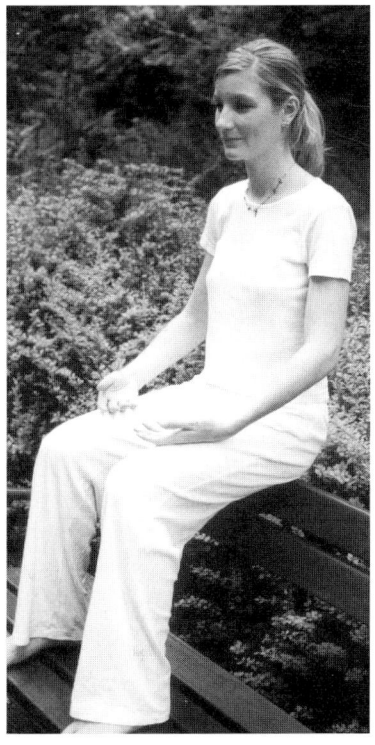

Wir suchen uns einen Stuhl, in der Sitzhöhe möglichst so, dass Ihre Beine im rechten Winkel stehen können. Dabei verlaufen die Oberschenkel parallel und die Unterschenkel senkrecht zum Boden.

Die Wirbelsäule ist aufrecht, als ob sie an einem Faden hängt, der vom höchsten Punkt des Kopfes zur Decke geht. Sie sollen sich vorstellen, Sie wären daran aufgehängt und benötigen keine eigene Muskelkraft, um diese Haltung einnehmen zu können. Anfangs können Sie sich ruhig an die Stuhllehne lehnen. Im Laufe der Zeit sollten Sie sich jedoch etwas weiter nach vorne auf den Stuhl setzen, wobei die Wirbelsäule nicht mehr durch die Lehne gestützt wird. Nach einiger Zeit des Übens sind Ihre Rückenmuskeln kräftiger, und auch das Qi steigt dann die Wirbelsäule hoch und unterstützt damit die Haltung ohne Lehne.

Die sitzende Position sollte möglichst ohne Hohlkreuz in der Lendenwirbelsäule sein. Dazu ist es gut, sich auf die beiden Sitzknochen zu konzentrieren und zu überprüfen, ob diese fest auf dem Stuhl liegen. Probieren Sie, zur Verdeutlichung, einmal verschiedene Haltungen aus. Sie gehen einmal ganz bewusst in das Hohlkreuz, die Brust raus, dann entspannen Sie die Lendenwirbelsäule und lassen die Sitzknochen auf die Sitzunterlage sinken, bleiben aber aufrecht in der Wirbelsäule bei lockeren

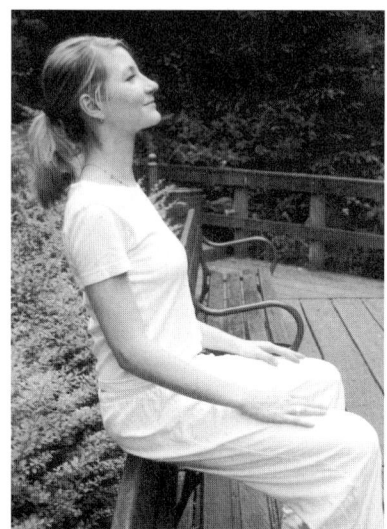 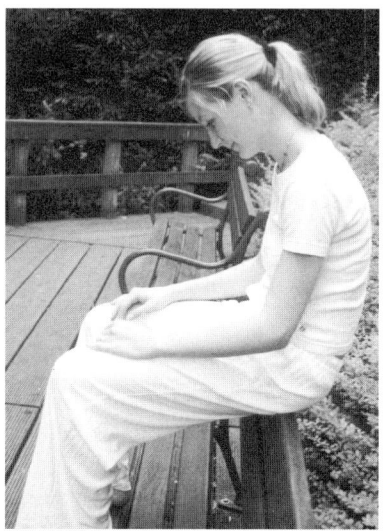

Schultern. Dann lassen Sie den Kopf sinken und machen einen Buckel, ebenfalls eine häufig anzutreffende Fehlhaltung.

Bleiben Sie in jeder der drei Positionen etwa zwei Minuten lang und achten Sie einmal auf Unterschiede, zum Beispiel, welche Position Sie als angenehmer empfinden oder wie gut oder schlecht Sie in den einzelnen Haltungen atmen können...

Ich glaube, Ihnen ist gerade über die Atmung klar geworden, wie bequem und wohltuend die Qigonghaltung ist. Sollten Sie dann nach einigen Minuten in der korrekten Sitzhaltung Rückenschmerzen bekommen oder sollte es unbequem werden, so liegt das sicherlich an mangelndem Training der entsprechenden Rückenmuskulatur. Übung macht auch hier den Meister.

Machen wir weiter mit der Übungsbeschreibung.

Die Füße stehen in dieser Position schulterbreit auseinander und sind parallel, eine Anforderung die einigen sicher erst einmal nicht so einfach vorkommt. Wenn die parallele Grundstellung der Füße Ihnen zu unangenehm ist, lassen Sie die Füße in ihre natürliche Position rutschen. Auf Dauer können Sie auch das, in kleinen Schritten, langsam aber sicher ändern.

Die Unterarme legen Sie ganz locker und entspannt auf den Oberschenkeln ab, wobei die Handflächen Ihrem Gesicht zugewandt sein sollten.

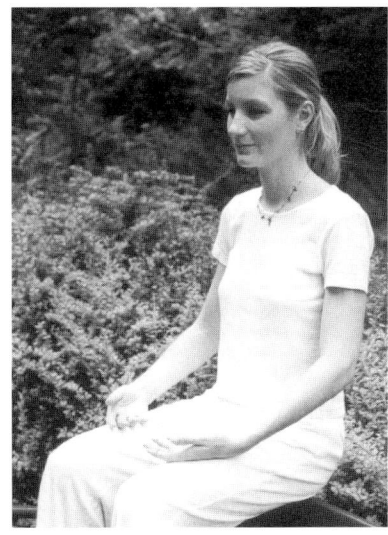

Wichtig hierbei sind geöffnete Achseln, das heißt, Sie dürfen Ihre Arme nicht zu stark an den Körper pressen, denn dadurch wird das Qi in seinem harmonischen Fluss behindert. Ihre Augen sind entspannt geschlossen, ebenso Ihr Mund. Sie atmen langsam und fließend ein und aus, wobei Sie mit dem Bauch (Zwerchfell) und nicht mit dem Brustkorb atmen.

Wenn Sie die Sitzposition dann richtig eingenommen haben, beobachten Sie sich und bleiben mit der Aufmerksamkeit bei dieser Haltung. Sie überprüfen immer wieder die Haltung, lockern in Gedanken (!) ihren Körper und beobachten Ihren Atem. Sie können auch die Atemzüge mitzählen. Wichtig ist, dass Sie fest in Ihrer Mitte sind, deswegen sollte die Aufmerksamkeit zwischendurch immer wieder zum Hüft- und Beckenbereich gehen, zum Beispiel über das gedankliche Begleiten des Atems bis in den Unterbauch hinein. Außerdem sollen Ihre Gedanken nicht abschweifen (zum Beispiel zur Arbeit oder zu einem Telefonat, welches Sie noch führen müssen...). Sie sind bei sich und der Übung und lassen sich durch nichts stören.

Tauchen doch einmal Gedanken auf, was zu Beginn sicherlich auftreten wird, so lassen Sie sie vorbeiziehen und beginnen zum Beispiel wieder mit dem Zählen der Atemzüge. Auf gar keinen Fall sollten Sie versuchen, die Gedanken mit „Gewalt" zu vertreiben.

Nach 10 bis 15 Minuten dieser Sitzmeditation atmen Sie abschließend noch einige Male etwas kräftiger und öffnen langsam die Augen. Mit geöffneten Augen lassen Sie sich noch zwei Minuten (oder länger) Zeit, um wieder vollkommen in Ihren Alltag zurückzukehren.

So können Sie, zum Beispiel bei sitzender Bürotätigkeit, durchaus die rein mechanische Wirkung dieser Sitzposition mit aufrechter Wirbelsäule nutzen, indem Sie zwischendurch Ihre Haltung entsprechend korrigieren. Bei langem Sitzen müssen Sie aber hin und wieder aufstehen und ein paar leichte Dehnübungen machen oder einfach ein wenig auf und ab gehen. Der menschliche Körper kann durchaus hart arbeiten und hält so einige Belastungen aus, aber einseitige Belastungen über einen langen Zeitraum sind Gift für ihn.

Die gerade vorgestellte Qigongübung allerdings geht weit über den mechanischen Ansatz hinaus und benötigt neben der Haltung unbedingt auch die entsprechende Atmung und die richtige Aufmerksamkeit und Achtsamkeit. Die Beruhigung des Geistes steht im Vordergrund, der „Geist soll leer werden", wie es die klassischen Schriften ausdrücken. Diese Leere ist das Wirksame am Qigong. **Laozi schreibt im „Daodejing":**

„Dreißig Speichen sitzen in der Nabe, doch durch das Leere rundum wird erst der Wagen brauchbar. Man häuft Ton und fertigt Gefäße; in dem Nichts, das sie umschließen, beruht der Gefäße Verwendung. Man bricht beim Hausbau Fenster und Türen, doch erst das Leere, das sie umschließen, macht des Hauses Nutzen aus."

Gerade in unserer heutigen Zeit, die so schnelllebig und stressig geworden ist, in der wir ständig und fast überall durch Radio oder Fernsehen mit Bildern und Musik übersättigt werden (Yang), benötigen wir das Qigong in seiner Natürlichkeit, Ruhe und Leere besonders.

Die Grundposition im Stehen ähnelt in vielen Bereichen der vorherigen Sitzhaltung. Die Wirbelsäule soll möglichst aufrecht und ohne Hohlkreuz gehalten werden. Ein Band von der höchsten Stelle des Kopfes, genau im Kreuzpunkt einer gedachten Verbindungslinie beider Ohren und einer längs über die Schädelmitte verlaufenden Linie, geht zur Decke. Wir haben die Vorstellung, als hingen wir daran. So benötigen wir entscheidend weniger Muskelkraft und der Oberkörper kann leer werden. In Qigonganweisungen heißt es, dass der Oberkörper leer, damit entspannt und locker (Yin) wird, der

Unterkörper soll stark, fest und voll (Yang) werden. Die Kraft soll nach unten sinken können, aber nicht nach unten gedrückt werden.

Ein Beschwerdebild der TCM heißt denn auch: „Obere Fülle, Untere Leere" und beschreibt damit viele typische Erkrankungen hier bei uns. Die Schultern und der Hals sind viel zu angespannt, und die Beine sind oft schwach und gebrechlich. Diese Überbetonung des Oberkörpers (gerade sitzen, Brust raus, Krafttraining für den Bizeps und die Brustmuskeln, um nur einige Beispiele zu nennen) hat uns Westlern in Asien den Namen „Kopf- oder Schultermensch" eingebracht. Da die Gesundheit aus den Beinen, aus der Wurzel, kommt, werden im Qigong die Beine trainiert und gestärkt, der Oberkörper aber soll losgelassen und entspannt werden. Wir sollen stehen wie ein Baum, mit starker Wurzel und leicht beweglichen Ästen.

In der Stehposition bleiben sämtliche Anforderungen für den Oberkörper also erhalten. Die Beine sollen ein wenig gebeugt werden, damit der Oberschenkelmuskel die Haltearbeit übernehmen kann. Anfangs ist dieser noch recht schwach, doch Muskeln können trainiert werden, das Kniegelenk oder die Wirbelsäule nicht, sie gehen irgendwann kaputt.

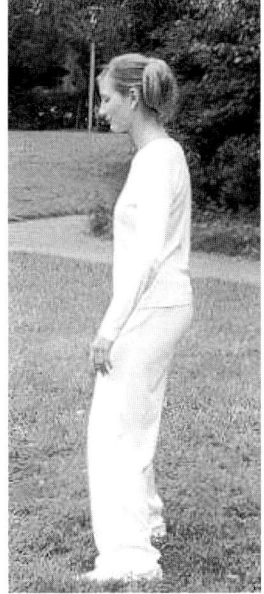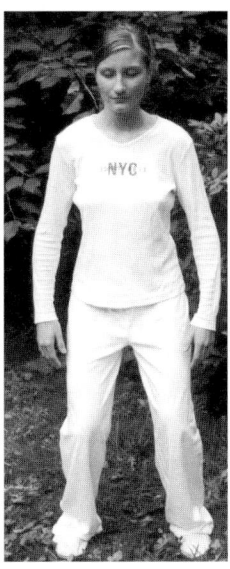

Die Beugung soll nicht in den Knien entstehen, sondern durch ein bewusstes Loslassen und Entspannen in der Leisten- und Hüftgelenksgegend. Dadurch sinkt der Körper ein wenig und die Knie beugen sich fast automatisch. Gleichzeitig soll das Becken ganz entspannt fallengelassen werden, so dass das Steißbein gerade nach unten zeigt. Dabei entlasten wir die Lendenwirbelsäule und begradigen das Hohlkreuz. Hiermit verbessern wir unter anderem den Fluss des Qi im Lenkergefäß, welches an der Wirbelsäule hoch verläuft. Wir sitzen, sozusagen, in der Luft. Die Füße stehen in etwa schulterbreit und parallel. Die Beine leicht gebeugt, die Wirbelsäule gerade und aufrecht, die Achselhöhlen geöffnet, das heißt die Ellbogen gehen ein ganz klein wenig nach außen. Der Kopf ist gerade, die Augen leicht geschlossen, und der Blick geht nach innen.

Wenn Sie üben, bauen Sie die Standposition von der „Wurzel" her auf, das heißt, Sie beginnen mit der Fuß- und Beinhaltung.

Trotz dieser ganzen Anforderungen sollen wir entspannt stehen und nicht krampfhaft versuchen, alle Bedingungen genauestens zu erfüllen. Dies ist nicht im Sinne des Qigong. Die Aufmerksamkeit sollte zu Beginn bei den einzelnen Aspekten der Standposition und bei der Atmung sein, um dann in der eigenen Mitte zu verweilen. Nach etwa drei bis fünf Minuten sollten wir die Hände gekreuzt auf den Bauch legen und erst nach genügender Zeit der Ernte die Übung beenden.

Fürs Erste mag dies genügen, um zu zeigen, wie schwer die Einfachheit ist und wie viele Aspekte das Üben des Qigong beinhaltet.

Die Dantian und andere Energiepunkte

Wenn wir Qigong üben oder therapeutisch damit arbeiten, so ist das fast wie eine Akupunkturbehandlung, nur ohne Nadeln und weniger stark. Das Qi soll bewegt, gestärkt und ausgeglichen werden über das Zusammenspiel von Bewegung, Atmung und Aufmerksamkeitsführung. Deshalb sollten uns davor hüten, das Qigong zu über- oder auch zu unterschätzen, denn dass es wirkt, dafür gibt es genügend Beweise.

So soll unsere Aufmerksamkeit, unsere Konzentration in bestimmten Punkten, oder besser Bereichen unseres Körpers sein und auf diese Weise an der gesamten Übung maßgeblich beteiligt sein. Andererseits soll das Führen oder Bewahren der Aufmerksamkeit nicht zwanghaft sein. Wir sind mit dem Geist an einer bestimmten Stelle im Körper, aber wir erzwingen es nicht. Wir bleiben gelassen, aber üben beharrlich an dieser Anforderung. Auch das Verständnis für diese Übungsanforderung entwickelt sich im Laufe der Übungspraxis. Heute ist es bei uns der letzte Schrei und nennt sich „Visualisierung" oder „Imagination". Wenn ich mir dann anschaue, was im Qigong schon seit Jahrtausenden gang und gäbe ist, dann kann ich mir ein leichtes Lächeln über die Weltneuheit „Visualisierungstechnik" nicht verkneifen. Im Qigong gibt es dies nicht nur seit Jahrtausenden, sondern auch in unzähligen Variationen, eingebunden in das System von Bewegungen und der Atmung; die sich alle drei gegenseitig bedingen und beeinflussen.

Das Richten der Vorstellungskraft oder der Aufmerksamkeit wird gezielt, je nach Situation des Übenden und der Qi-Übung, eingesetzt. Dazu haben die Chinesen einige Punkte oder Körperbereiche entdeckt, in denen das Qi vermehrt angesammelt und gespeichert wird. Im Qigong werden diese Bereiche als Dantian bezeichnet.

Dan bedeutet Zinnober (als Substrat) oder auch das Beste, das Vorzüglichste. Tian hat die Bedeutung von Feld oder Lager oder auch Reich der Götter. Dantian ist damit der Ort, das Feld, oder auch der Bereich, in dem sich das Beste, nämlich das Qi, befindet.

Im Körper des Menschen gibt es verschiedene Orte an denen das Qi gesammelt, aufgefrischt und dann dem Qi-Kreislauf wieder zugeleitet wird. Das wichtigste Dantian, gerade zu Beginn der

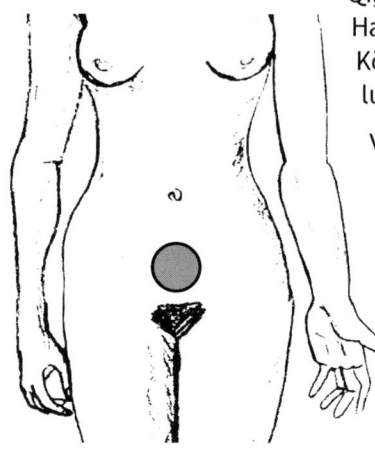

Qigongpraxis, ist das **Untere Dantian.** Etwa eine Handbreit unterhalb des Bauchnabels und in der Körpermitte befindet sich dieser wichtige Sammlungs- und Verteilungspunkt des Qi.

Versuchen Sie jetzt einmal dieses Dantian zu spüren und wahrzunehmen. Sie setzen sich mit aufrechter Wirbelsäule hin, legen die Hände ineinander und legen diese dann so in Ihren Schoß, dass beide Hände den Bauch berühren und sich sozusagen vor dem Unteren Dantian befinden.

Entspannen Sie die Augen und schließen Sie diese ganz sanft. Ihr innerer Blick (Vorsicht, nicht Ihr Kopf) geht nach unten, gerade so, als schauten Sie das Dantian an. Atmen Sie ruhig und fließend in den Bauch hinein und lenken Sie Ihre Aufmerksamkeit nun ebenfalls in den Bereich des Unteren Dantian. Stellen Sie sich das Dantian nicht als kleinen Punkt vor, sondern eher als einen etwa tischtennisballgroßen Bereich im Inneren Ihres Körpers etwas unterhalb des Bauchnabels. Atmen Sie ins Dantian und nehmen Sie es die ganze Zeit aufmerksam wahr. Nach ein paar Minuten öffnen Sie langsam die Augen und beenden die Übung.

Vielleicht fiel es Ihnen schwer, sich auf das Dantian zu konzentrieren, das legt sich aber im Laufe der Zeit. Vielleicht haben Sie aber schon ein leichtes Grummeln dort gespürt, ein stärker werdendes Licht vor Ihrem geistigen Auge gesehen oder eine langsam sich ausbreitende Wärme wahrgenommen? Vielleicht haben Sie sich einfach nur wohl oder geborgen gefühlt? Die Empfindungen jedes Einzelnen sind sehr unterschiedlich, doch Sie merken nach einem gewissen Übungszeitraum, wie das Qi sich bewegt und wie es Ihnen guttut.

Durch das Bewahren der Vorstellung im Unteren Dantian führen wir „Herz und Niere zusammen" und stärken somit die Balance von Yin und Yang. Zu Beginn und am Ende jeden Übens führen wir das Qi zum Unteren Dantian, zum Ursprung, zur Mitte zurück.

Das **Mittlere Dantian** liegt hinter dem Brustbein, ebenfalls in der Körpermitte.

Wenn jemand Probleme hat und ihm zum Beispiel schwindelig wird, wenn er sich auf das Untere Dantian konzentriert, dann kann er die Aufmerksamkeit stattdessen zum Mittleren Dantian führen und dort bewahren.

Das dritte Dantian heißt natürlich **Oberes Dantian.** Es liegt zwischen dem oberen Bogen der beiden Augenbrauen, wiederum im Inneren des Kopfes.

Die Vorstellung wird hierher nur selten geführt und wenn, muss auf eine gute Rückführung zum Unteren Dantian geachtet werden, da sonst das aktivierte Qi den Geist nicht ruhig werden lässt und die „Obere Fülle" sogar verstärken kann.

Weitere Energiepunkte oder -bereiche, die im Qigong häufig genutzt werden, sind zum Beispiel:

Der **Laogongpunkt** - er liegt fast in der Handmitte, ein wenig zur Daumenseite hin. Wenn Sie eine leichte Faust machen, liegt der Punkt unter dem Mittelfinger. Er ist fast immer sehr druckempfindlich und existiert an der linken als auch rechten Hand.

Der **Yongyuanpunkt** - er liegt am vorderen Quergewölbe des Fußes, genau in der Fußmitte. Er ist ebenfalls häufig druckempfindlich und ist beidseitig auffindbar. Lassen wir unsere Aufmerksamkeit dort verweilen, so stärkt das das Yin und beugt einer Oberen Fülle und Unteren Leere vor.

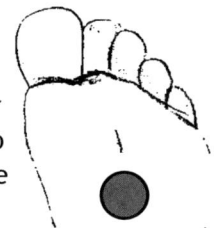

Der **Mingmenpunkt** - er wird oft als das Hintere Dantian bezeichnet. Er liegt zwischen dem 2. und 3. Lendenwirbel (etwa gegenüber dem Bauchnabel) und heißt „Tor des Lebens". Er spielt bei vielen Qigong-Übungen eine wichtige Rolle, besonders wegen seiner Verbindung zum Vorgeburtlichen Qi.

Die Phänomene der Energiepunkte sind nicht nur reine Fiktion, nein, sie sind wahrnehmbar und erlebbar, für jeden Menschen.

Deshalb gleich dazu eine praktische Übung.

Sie stellen sich in den „Qigongstand", wie weiter oben genau beschrieben. Hier kurz die Zusammenfassung: Die Füße stehen schulterbreit und parallel. Durch die Entspannung in der Leisten- und Hüftgelenksgegend sinken wir ein wenig, die Knie beugen sich dadurch leicht. Das Becken hebt sich etwas nach vorne, so dass das Steißbein senkrecht zum Boden steht. Die Wirbelsäule ist aufrecht, aber nicht die Brust dabei herausdrücken. Wir haben kein Hohlkreuz in der Lendenwirbelsäule und die Achseln sind geöffnet, das heißt die Ellbogen gehen etwas nach außen, vom Körper weg. Die Augen sind leicht geschlossen. Das Gewicht ist gleichmäßig zwischen den vorderen Fußballen und den Fersen verteilt.

In dieser Haltung sollen Sie locker und entspannt stehen. Nun richten Sie Ihre Aufmerksamkeit zum Unteren Dantian. Nach etwa zwei Minuten richten Sie Ihre Aufmerksamkeit auf die Yongyuanpunkte unter den Füßen. Stellen Sie sich vor, Ihr Atem fließt an der rechten und linken Seite zu diesen Punkten. Aber verkrampfen Sie dabei nicht. Sie lassen den Atem einfach dorthin sinken. Dann stellen Sie sich vor, aus den Yongyuanpunkten fließt Ihr Atem weiter bis in den Boden. Ihnen wachsen Wurzeln, die mit jedem Ausatmen ein Stück tiefer in den Boden wachsen. Wie ein Baum verwurzeln Sie mit dem Boden, während Ihr Oberkörper entspannt und relaxt bleibt, wie die beweglichen Zweige im Wind. Nach einiger Zeit gehen Sie mit Ihrer Aufmerksamkeit zurück zum Dantian. Nachdem Sie damit das Qi zum Ursprung zurückgeführt haben, öffnen Sie die Augen und gehen langsam aus der Standhaltung heraus.

An dieser Stelle seien zum Beispiel Menschen mit niedrigem Blutdruck gewarnt. Es kann bei dieser Übung passieren, dass zuviel Qi nach unten fließt und Sie schwindelig werden oder Unwohlsein auftritt. In diesem Fall beenden Sie die Übung und richten Sie Ihre Aufmerksamkeit nach oben zum Mittleren Dantian, gegebenenfalls noch höher, um Ihre Energien wieder nach oben zu führen. Bei Menschen mit den genannten Problemen empfiehlt es sich, durch andere Qigongübungen erst einmal das Qi wieder zu harmonisieren und erst später Übungen zu praktizieren, in denen die Aufmerksamkeit so weit nach unten geführt wird.

Auch bei dieser Übung kann man sehr oft einen Wärmestrom oder ein Kribbeln spüren. In meinen Kursen habe ich es immer wieder erlebt, wie selbst „hartnäckige Fälle" von kalten Füßen wieder warm werden.

Durch eine kleine Änderung der Grundposition können Sie eine weitere Übung versuchen. Die Standhaltung bleibt wie beschrieben, nur die Hände drehen Sie so, dass die Handinnenflächen kurz vor Ihrem Körper zueinander zeigen. Sie stellen sich einen Kreis vor, den die Arme darstellen.

Ihre Aufmerksamkeit geht zuerst zum Dantian, wie gehabt und geht dann zu den Laogongpunkten, jeweils links und rechts.

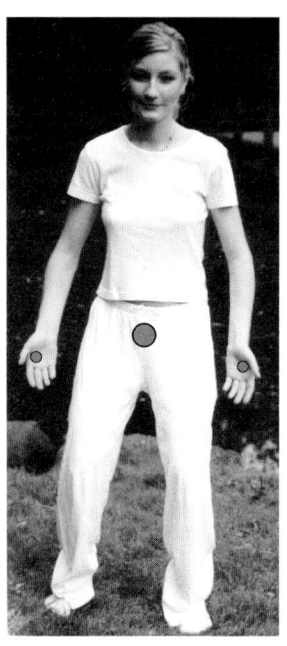

Sie konzentrieren sich eine Zeitlang auf die Handmitte beider Hände. Gleichzeitig drehen Sie im Becken — und nur dort — langsam nach links und rechts in einer gleichmäßigen, fließenden Bewegung. Sie beenden auch diese Übung nach einigen Minuten wie die vorherige. Auch hier lassen sich oft schon beim ersten Mal Reaktionen oder „Sensationen" feststellen, die, wie schon erwähnt, sehr unterschiedlich sein können. All jene Veränderungen dokumentieren den verstärkten Qi- und Blutfluss.

Die Atmung, Bewegung und Aufmerksamkeitsführung

Die Atmung ist ein grundlegender Faktor für unsere Gesundheit, für unser Leben überhaupt, da wir, wie Sie ja wissen, nur wenige Minuten ohne Sauerstoff (Atmung) leben können. Die Atmung im Qigong hat viel mehr Aspekte, als uns durch die Physiologie bekannt sind. Die Atmung im Qigong hat natürlich Auswirkungen auf unsere Lungen, die Bronchien, Hals und Nase, aber auch auf alle anderen Körperteile und auch auf unser Gemüt, auf unseren Geist, auf unsere Seele. Man kann sagen, dass der ganze Körper atmet.

Betrachten wir nun unsere natürliche Atmung. Meine erste Frage ist, wann Sie sich zum letzten Mal aufmerksam und intensiv mit Ihrer Atmung befasst haben? Ich bin sicher, dass viele von Ihnen jetzt sehr genau überlegen müssen und dass einigen von Ihnen dann einfällt, dass es bei der letzten Grippe oder Bronchitis war, also dann, wenn die Atmung nicht so funtionierte, wie sie sollte. Dies ist, glaube ich, ein generelles Problem unserer Zeit. Wir bemerken unseren Körper und unsere Seele oft nur noch dann, wenn irgendetwas nicht mehr so ist, wie wir es uns wünschen. Wir nehmen uns keine Zeit mehr für uns.

Nun aber nehmen Sie sich einmal diese Zeit und beobachten einmal Ihre Atmung und damit, wie Ihnen sofort klar werden wird, beobachten Sie auch Ihren Körper, ja sogar Ihren Geist. Befinden Sie sich in einer entspannten Haltung? Ist Ihr Brustkorb und Ihr Bauch frei? Sie sollten sich nicht, zum Beispiel durch einen Gürtel oder andere enge Kleidungsstücke eingeengt fühlen. Schließen Sie sanft Ihre Augen und schließen Sie auch Ihren Mund, Ihre Nase und die Ohren. Dieses Schließen sollen Sie über Ihre Aufmerksamkeit, Ihren Geist, Ihre Vorstellungskraft erreichen. Schauen, hören, ja fühlen Sie nach innen. Nehmen Sie Ihren Atem wahr. Hören Sie Ihn? Beobachten Sie eine Zeit lang nur das Ein- und Ausatmen. Achten Sie dabei auf so viel wie möglich. Ist das Einatmen oder das Ausatmen länger? Ist Ihre Nase vielleicht verstopft? Atmen Sie durch den Mund oder durch die Nase, oder durch beide Sinnesorgane? Wie bewegt sich der Rest Ihres Körpers? Atmen Sie mit dem „Bauch" (Zwerchfell) oder mit dem Brustkorb? Nehmen Sie einfach alles wahr, was es wahrzunehmen gibt.

Nach einiger Zeit des Beobachtens und Spürens stellen Sie sich vor, dass sich beim Einatmen zuerst der Bauch mit der Atemluft füllt. Dann erst füllen sich die Lungenflügel. Es ist so, als ob Sie eine Flasche füllen würden. Diese füllt sich auch von unten nach oben. Beim Ausatmen dann stellen Sie sich vor, dass die Atemluft auch zuerst wieder im Bauch entweicht. Erst zum Schluss leert sich die Lunge.

Üben Sie einige Minuten mit dieser Vorstellung und beobachten Sie dabei ganz genau den Atemvorgang. Nehmen Sie einfach Mund, Nase, Hals, Lunge und Bauch von innen wahr. Begleiten Sie Ihren Atem. Beenden Sie die Übung langsam und rekapitulieren Sie danach nochmals, was Sie gedacht, gespürt und empfunden haben.

Haben Sie gemerkt, dass fast der ganze Körper und der Geist an der Atmung beteiligt waren? Haben Sie Ihre Atmung während der Übung verändert? Ist die Atmung langsamer geworden? Haben Sie gespürt, dass sogar Ihre Beine sich durch die Atmung verändern?

Ich möchte Ihnen mit dieser kleinen Übung nur einmal zeigen, welches Wunderwerk unser Körper ist. Wie unser Körper funktioniert. Und wieviel Freude es macht, dieses „Wunderwerk" bewusst wahrzunehmen und zu erleben. Und dass es eben nicht möglich ist, nur den Arm zu bewegen, oder nur zu atmen. Wir bewegen uns ganzheitlich, nicht isoliert. Wenn wir atmen, passiert also eine ganze Menge mehr, als Sie bislang vielleicht gedacht haben.

So ist die Atmung auch im Qigong sehr wichtig und nimmt einen festen Platz in allen Qigong-Schulen ein. Es gibt die verschiedensten Atemtechniken, die je nach Qigongform und jeweiliger Konstitution des Übenden eingesetzt werden.

Es gibt das **Paradoxe Atmen,** bei dem wir die Bauchdecke beim Einatmen einziehen, beim Ausatmen kommt die Bauchdecke heraus. Diese Art der Atmung ist also genau umgekehrt zu dem, wie wir normalerweise atmen, daher paradox. Das Gähnen ist die stärkste Form dieser Atemtechnik, und Frau Dr. Zöller sagte immer, dass wir uns dem Gähnen jederzeit hingeben sollen.

Das Qi-Atmen bedeutet, dass Sie durch die Nase ein und durch den Mund ausatmen. Dabei liegt die Zunge beim Einatmen am Gaumen, hinter den Schneidezähnen und verbindet dadurch das Diener- und das Lenkergefäß. Beim Ausatmen liegt die Zunge hinter den unteren Schneidezähnen.

Das **Windatmen** ist ein kurzes zwei- oder dreimaliges Einatmen durch die Nase und ein langsames, tiefes Ausatmen durch Nase oder Mund. Anwendung findet diese Atemtechnik in einigen Qigongformen zur Bekämpfung von Krebserkrankungen.

Es gibt noch weitere Atemtechniken, wie zum Beispiel das Atmen mit Stimmeinsatz, doch möchte ich hier nur noch kurz auf das **Natürliche Atmen** eingehen.

Das Natürliche Atmen ist für uns leider schon unnatürlich geworden. Viele Menschen atmen nur noch mit dem Brustkorb, mit den Lungen. Im Schlaf allerdings, wenn unser Bewusstsein Pause macht, stellt der Körper automatisch um auf die natürliche Zwerchfellatmung, auch Bauchatmung genannt. Als Säuglinge und junge Kinder atmen wir noch richtig und natürlich. Leider verliert sich im Laufe unseres Lebens immer mehr unsere Körperkontrolle. Wir beginnen falsch zu atmen. Aber auch in anderen Bereichen, zum Beispiel beim Tragen von schweren Gegenständen oder beim Sitzen verlieren wir unsere ursprüngliche Natürlichkeit. Im Qigong versuchen wir unsere Natürlichkeit wiederzuerlangen. Ein Aspekt ist dabei das Üben der Natürlichen Atmung.

Zu Beginn der Übungspraxis sollen wir wieder lernen, mit dem Zwerchfell zu atmen und dies, ohne uns dabei zu verkrampfen oder uns großartig anzustrengen. Alle Übungen in diesem Buch sollten mit eben dieser Atemtechnik praktiziert werden, da wir dadurch nicht nur einen effektiveren Gasaustausch erlangen, sondern weil die Atmung der Motor des Qi ist. Also auch durch das bewusste, richtige Atmen arbeiten wir an unserer Energie. Deshalb ist die richtige Atemtechnik ein wichtiger Aspekt im Qigong, wobei die Atmung mit unserer Aufmerksamkeit und unseren Bewegungen verbunden werden soll, da sich diese Aspekte gegenseitig beeinflussen. Schließlich nehmen wir ein Drittel unserer Energien über die Atemluft und die Funktion des Atmens auf, so dass eine Beachtung und ein Training der Atmung unerlässlich ist.

Unsere Atmung beeinflusst unser gesamtes Befinden, und Sie wissen wahrscheinlich aus eigener Erfahrung, wie wohltuend und befreiend ein „tiefes Durchatmen" für Körper, Geist und Seele ist.

Kommen wir nochmals kurz zum Aspekt der Bewegung im Qigong. Die Bewegungen im Qigong werden sehr langsam, fast zeitlupenartig ausgeführt. Sie sollen weich und rund sein. Die Bewegungen sollen aus der Wurzel, den Beinen und dem Becken, entstehen, und als einheitliche Bewegung (des Qi) den ganzen Körper umfassen. Auch sollen Sie, nach einer gewissen Einarbeitung in die jeweilige Übung, versuchen, sämtliche Bewegungen des gesamten Körpers aus dem Inneren entstehen zu lassen. Lassen Sie Ihre Energie im Körperinneren fließen und nach außen durch die Arm-, Bein- oder Rumpfbewegung sichtbar werden.

Das Qigong beginnt eigentlich erst, wenn Sie die entsprechende Übung von Ihrem Ablauf her wie im Schlaf beherrschen. Dann sollten Sie beginnen mit der Aufmerksamkeitsführung, mit der Achtsamkeit, die verschiedenen Bilder aus dem Qi-Fluss entstehen zu lassen und die Atmung mit der Bewegung zu verbinden. Somit dürfte Ihnen klar geworden sein, dass das Qigong regelmäßigen, jahrelangen Einsatz erfordert. Doch es lohnt sich wirklich und macht sogar riesigen Spaß.

Abschließend zum Thema Bewegung im Qigong möchte ich hier nur noch auf die Verbindung von Atmung und Bewegung eingehen. Diese Verbindung von bestimmten Atemtechniken mit entsprechenden Bewegungen finden wir sehr häufig im Qigong.

An folgender Übung sollen Sie dies selber erfahren:

Sie stellen sich in die schulterbreite Grundposition, leicht gebeugte Knie, aufrechte Wirbelsäule, leicht geöffneten Achselhöhlen und entspannten Schultern. Atmen Sie nun langsam ein, strecken dabei die Beine, wölben den Brustkorb leicht heraus und heben die Arme seitlich hoch bis in Kopfhöhe, wobei Sie die Arme dabei drehen, so dass die Handinnenflächen zum Himmel zeigen. Dehnen Sie Ihren Kopf und Ihre Wirbelsäule ein wenig nach hinten hin, allerdings mit der Vorstellung, sich vorne zu öffnen und zu weiten.

Dann atmen Sie wiederum langsam aus und gehen in die Ausgangsposition zurück. Wiederholen Sie dies einige Male, bis Sie den Ablauf sicher beherrschen und nehmen Sie dann zusätzlich das Leiten der Aufmerksamkeit mit in die Übungsanforderung hinein. Beim Strecken und Einatmen stellen Sie sich vor, dass Ihre Energie vom Unteren Dantian aus in alle Richtungen fließend den ganzen Körper durchströmt. Gleichzeitig verbinden Sie dies mit der Vorstellung, Ihren Brustkorb und Ihre Lungen zu öffnen. Beim Zurückgehen zur Ausgangsposition atmen Sie aus und stellen sich vor, dass Ihre Energie wieder zurückfließt und sich im Unteren Dantian sammelt. Außerdem schließen Sie jetzt den Brustkorb und die Lungen wieder, bis Sie in der Ausgangsposition angekommen sind. Auch dies wiederholen Sie einige Male. Zum Abschluss verweilen Sie in der Grundposition, die Hände auf dem Dantian liegend und Ihre Aufmerksamkeit ebenfalls dort, noch eine Weile und beenden dann die Übung.

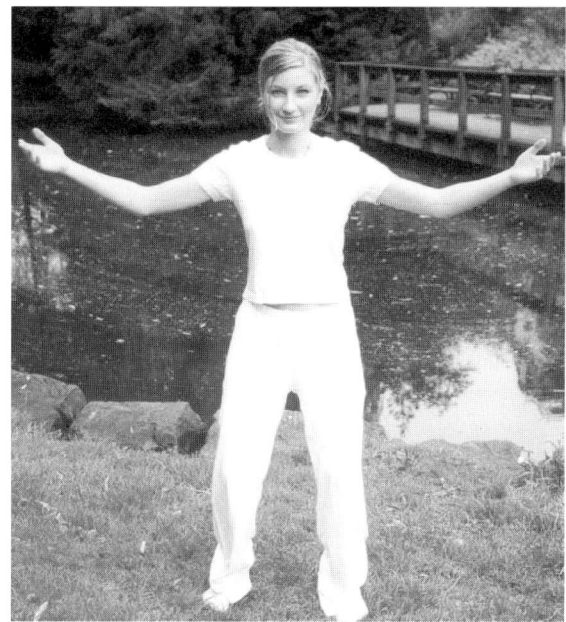

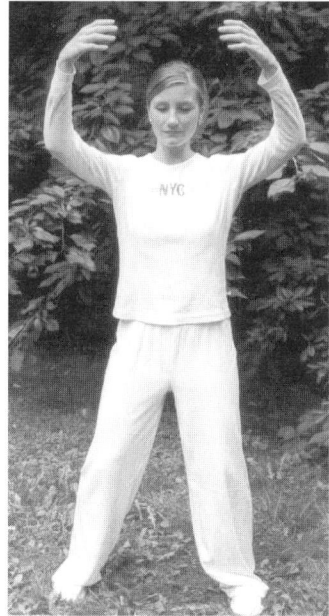

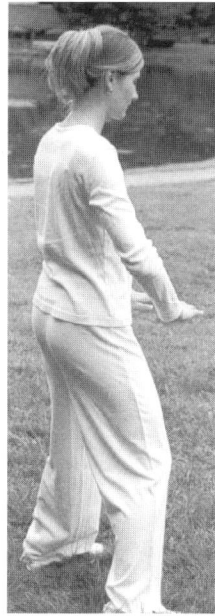

Ich empfehle Ihnen, diese Übung am besten draußen in der frischen Luft durchzuführen. Sie werden spüren, wie wohltuend sie gerade dann ist. Sie haben hierbei jetzt schon Atmung, Bewegung und die Aufmerksamkeitsführung miteinander verbunden. Nach längerer Zeit des Übens entwickelt diese Verbindung aller drei Aspekte einen sehr harmonischen, ganzheitlichen Übungsablauf. Im Qigong gibt es ja auch viele Übungen in äußerlicher Ruhe. Wir sitzen oder stehen fast still. Auch bei diesen Übungen kann die Atmung mit der inneren Bewegung des Qi verbunden werden.

Die Schlüsselpunkte des Qigong:

Wir haben einen Teil der sogenannten Schlüsselpunkte, womit unbedingt einzuhaltende Hinweise für die Übungspraxis gemeint sind, schon zwischendurch erläutert oder zumindest ansatzweise gestreift. Trotzdem möchte ich hier nochmals alle zusammengefasst darlegen, da sie für die Qigongpraxis von enormer Bedeutung sind, sowohl zur Vermeidung von Nebenwirkungen als auch zum Erreichen einer sinnvollen Übungspraxis.

Die Schlüsselpunkte:
- Wir praktizieren Ruhe und Bewegung zusammen
- Wir passen die Übungen unserer eigenen Situation und Konstitution an
- Wir sind beim Üben „Unten voll und Oben leer"
- Wir lassen der Aufmerksamkeit das Qi folgen
- Wir üben in entspannter, natürlicher Haltung

Ruhe und Bewegung

Wir haben über das Zusammenspiel von Bewegung und Ruhe schon gesprochen. Da alles im Universum immer in Bewegung ist, gibt es keine absolute Ruhe. Doch gerade in unserer heutigen unruhigen Zeit mit vollem Terminkalender und starker Stressbelastung haben wir Ruhe nötiger denn je. Gerade solche Ruhephasen benötigen wir, um wieder Kraft zu tanken und uns zu regenerieren. Viele unserer Zivilisationskrankheiten kommen aus der Überbetonung der Bewegung. Wir haben Angst vor der Ruhe, vor dem Alleinsein und suchen deshalb immer neue Gründe, warum wir nun gerade jetzt keine Zeit für uns selbst, für Ruhe haben. Es gibt viele solcher Sachzwänge, die bei genauerem Betrachten eigentlich nur vorgeschoben sind. Denn wenn wir zum Beispiel krank werden (ein Signal des Körpers, doch endlich mal eine Pause einzulegen) und ins Krankenhaus müssen, dann muss es auch ohne uns weitergehen. Ob zu Hause oder bei der Arbeit, wir sind ersetzbar, und es läuft auch ohne uns. Dieses sollten wir bedenken, wenn wir mal wieder keine Zeit für uns haben. Ich glaube, dass sich viele Krankheiten vermeiden oder zumindest lindern ließen, wenn wir wieder anfangen würden, auf uns, auf unseren Körper und unsere Seele, auf unser Innerstes zu hören, denn wir können die Natur nicht besiegen oder überlisten. Wir brauchen den Wechsel von Ruhe und Bewegung, von Yin und Yang.

Das Qigong betreffend heißt das, wenn wir Übungen auswählen ohne körperliche Bewegung, so soll die körperliche Ruhe durch innere Bewegung ergänzt werden. Üben wir Bewegungsformen, so sollen wir dies mit einem beruhigten Geist tun. Aber seien Sie achtsam, wir veräppeln uns gerne selber. Nur weil wir regungslos stehen, bedeutet dies nicht, dass wir auch innerlich wirklich ruhig sind. Einmal suchen wir Bewegung in der Ruhe, dann wiederum Ruhe in der Bewegung. Durch die angemessene Beachtung beider Pole erreichen wir ein sinn- und wirkungsvolles Üben.

Übungsniveau

Auch hierüber haben Sie schon ein wenig gelesen. Sie dürfen sich auf gar keinen Fall überfordern. Üben Sie so, wie Sie es können. Übertreiben Sie nichts und erwarten Sie nichts. Erwartungen zu haben, heißt verkrampft zu sein und enttäuscht zu werden. Sie sollen Ihrer eigenen Konstitution angepasst üben. Wenn Sie, zum Beispiel durch Krankheit bedingt, gar nicht, weniger oder weniger hart üben können, so handeln Sie danach, bis sich die Situation geändert hat. Auch hier sind wirklich gute Ansätze zur Vermeidung von typischen Krankheiten unserer Zeit. Sie sollen beim Qigong keine möglichst perfekte Arbeit und Spitzenleistung erbringen. Sie sollen, Ihrer jeweiligen Situation entsprechend, beharrlich und aufmerksam üben und dabei den Spaß am Üben behalten; lieber mal etwas zu wenig als zu viel. Intensiver Ehrgeiz ist genauso falsch wie völlige Gleichgültigkeit. Seien Sie aufmerksam und ehrlich mit sich. Aber auch hier gilt, dass Sie sich nicht selber täuschen sollen und immer wieder neue Gründe finden, weshalb Sie nicht üben können.

Unten voll, Oben leer

Hierüber habe ich bereits ausführlich gesprochen, so dass ich hier nur noch einmal kurz betonen möchte, wie wichtig und wie schwierig zugleich es ist, diese Anforderung zu erfüllen. Achten Sie deshalb zwischendurch immer wieder darauf, dass Ihr Oberkörper entspannt bleibt. Gerade wenn Sie Übungen praktizieren, die stark den Oberkörper ansprechen, kann diese Anforderung sehr schnell in Vergessenheit geraten. Nur eine immer wieder anzustrebende achtsame Übungspraxis schützt uns vor solchen Fehlern. Wir müssen uns verdeutlichen, dass eine starke, feste (volle) Wurzel fast automatisch einen entspannten (leeren) Oberkörper nach sich zieht. Die Trennlinie für „Oben leer, Unten voll" ist der Nabelbereich.

Die Aufmerksamkeit führt das Qi

Auch über diesen Aspekt habe ich schon einiges geschrieben. Überaus wichtig erscheint mir der nochmalige Hinweis darauf, dass die Aufmerksamkeit oder Konzentration nicht krampfhaft erreicht oder geführt werden darf. Nur durch eine relaxte Herangehensweise erreichen wir es, dass unser Qi der gedanklichen Kraft folgt. Wenn wir sorgsam und ohne Eile (in Bezug auf Erwartungen) üben, dann folgen Aufmerksamkeit und Qi einander. Wir sollten unsere Aufmerksamkeit in der bestimmten Körperstelle haben, gleichzeitig aber auch nicht. Ein Teil unserer Aufmerksamkeit sollte immer in der Mitte, im Dantian verweilen, damit wir unser Zentrum nicht verlieren. Im Zweifelsfall ist dies immer richtig: „Entspannt im Unteren Dantian sein."

Entspannung und Natürlichkeit

Ich habe es häufig erlebt, dass jemand sagt: „... aber ich bin doch entspannt!" Dieser Satz macht deutlich, dass leider nicht mehr alles, was wir glauben wahrnehmen zu können, auch wirklich so ist. Wahre Entspannung ist sehr schwer zu erreichen, besonders wenn wir sowieso schon Probleme mit dem Loslassen, dem Locker-Bleiben haben. Sie merken an meiner Wortwahl, dass wahre Entspannung natürlich den Geist mit einbezieht. Entspannung darf allerdings nicht verwechselt werden mit schlapp oder kraftlos. In der Entspannung liegt auch ein wenig Anspannung. Ich versuche in meinen Kursen immer die Entspannung zu verbinden mit dem Begriff der „Form". Während wir uns in einer bestimmten Haltung zu entspannen versuchen, darf die eigentliche Form nicht verloren gehen.

Ein Beispiel: Wenn Sie in die Standposition gehen, wie ich sie in vorangegangenen Übungen schon erläutert habe, so dürfen zum Beispiel die Arme nicht einfach herunterhängen (die Achseln wären ja nicht mehr geöffnet), dies wäre schlaff, kraftlos. Nein, Sie sollen die vorgegebenen Anforderungen erfüllen, die „Form" bewahren (die Arme stehen ein wenig vom Körper ab, damit die Achseln geöffnet bleiben) und trotzdem entspannt sein. Für die gleiche Tätigkeit einfach weniger Muskeln und weniger Kraft gebrauchen, was wiederum nur über die Vorstellung zu verwirklichen ist. Die Entspannung von Körper und Geist soll sich natürlich entwickeln und nicht krampfhaft herbeigeredet werden.

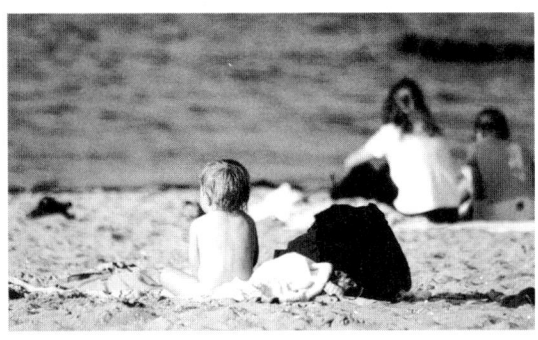

Ähnlich verhält es sich mit der „Natürlichkeit". Jede Anforderung und Beschreibung einer Qigong-Übung soll erfüllt werden, aber so, wie es Ihrer Situation entspricht. Wenn ich bei den Übungen eine Zeitspanne von zum Beispiel zwei Minuten angebe, Sie aber schon nach dreißig Sekunden Schmerzen bekommen und kaum noch stehen können, dann hat es überhaupt nichts mit Natürlichkeit zu tun, wenn Sie sich unbedingt, koste es was es wolle, über die Zeit retten wollen.

Natürlichkeit ist immer bezogen auf die jeweils übende Person. Jeder Mensch hat eine eigene Natürlichkeit. Diese gilt es zu verfeinern. Durch aufmerksames Empfinden unserer Verfassung können wir, nahezu unbegrenzt, unsere Haltungen immer mehr verbessern. Dabei sind große Änderungen oft nur anfangs möglich. Im weiteren Üben kommt es auf die Änderung ganz feiner, subtiler Prozesse an, die oft äußerlich gar nicht wahrnehmbar sind, dennoch große Erleichterungen und „Sensationen" auslösen können.

Das Erreichen von „Natürlichkeit" ist also gleichfalls ein dynamischer Prozess, den es im Qigong zu meistern gilt. Unsere Natürlichkeit zu behalten oder sie wieder zu erlangen, ist ein Prozess, den wir auch im Alltag verfolgen sollten und der sich auf unser ganzes „Mensch-Sein", zum Beispiel in unserer Beziehung zur Natur oder zu anderen Menschen, auswirkt. Richtig verstandenes und praktiziertes Qigong beinhaltet genau dieses: die Einbeziehung ins tägliche Leben; die Auswirkungen gehen weit über unsere eigentliche Übungszeit hinaus.

Das muss nicht eine rasante Umstellung des eigenen Lebens bedeuten, ganz im Gegenteil, eine über einen längeren Zeitraum sinnverstandene und dann umgesetzte Änderung der Lebensführung entspricht mehr der Anforderung der Natürlichkeit. So können auch Stagnation, Verzweiflung und vielleicht auch mal ein kleiner Rückschritt, zu solch einer Entwicklung gehören und diese letztlich durchaus positiv beeinflussen.

Übungsvoraussetzungen

Es gibt viele Anweisungen und gute Ratschläge, zu welcher Zeit wir was und wie üben sollen. Ich möchte mit solchen Regeln niemandem einen Grund liefern, nicht üben zu können, weil er ja gerade dann arbeiten oder auf die Kinder aufpassen muss... Sie üben dann, wenn Sie üben möchten. Ob das früh Morgens ist oder lieber am Abend, das sei Ihnen überlassen. Das schönste Üben können Sie draußen genießen. Bei frischer Luft können Sie gut atmen und viel Energie aufnehmen. Ein schöner Platz im Wald oder nahe einem Bach, einer Wiese oder im eigenen Garten kann die Übungsmotivation heben. Außerdem ist die „Natur" ein phantastischer Übungspartner. Bei starkem Wind oder Regen üben Sie drinnen oder an einem geschützten Ort. Es sollte möglichst immer zur selben Zeit sein. Geht das nicht (zum Beispiel wegen Schichtarbeit), so kann man auch zu unterschiedlichen Zeiten üben.

Wenn Sie üben, so sollten Sie während dieser Zeit möglichst nicht gestört werden. Kein Telefon, keine Haustürklingel... Der Ort, an dem Sie üben, sollte genügend Platz bieten, was sich natürlich auch nach der jeweiligen Qigongform richtet. Eine angenehme Atmosphäre erleichtert und motiviert. Eine Übungseinheit sollte mindesten 25 Minuten umfassen. Weniger geht auch, mehr ist noch besser. Wenn Sie üben, sollten Sie nicht hetzen, sonder lieber etwas weniger Programm absolvieren, aber dieses dann in Ruhe und Gelassenheit. Denken Sie an eine gute Vorbereitung und einen ebensolchen Abschluss.

Ihre Kleidung sollte bequem sein, so wie Sie zum Fußball-Spielen ja auch nicht Ihre engste Jeans anziehen.

Nicht üben sollten Sie bei jeder akuten Erkrankung, wenn Sie sehr hungrig oder vollkommen satt sind. Weitere Kontraindikationen ergeben sich aus Ihrer eigenen Situation und sind entsprechend im Einzelfall zu klären (zum Beispiel starke psychische oder andere ernste Erkrankungen).

Eine Schwangerschaft erfordert leicht geänderte Übungsanforderungen zum Beispiel hinsichtlich der Aufmerksamkeitsführung (die Aufmerksamkeit darf nicht nach unten geführt werden) oder der Standhöhe (nicht so tiefes Heruntergehen), das Üben ist aber dann ebenfalls zu empfehlen und sicherlich förderlich für Mutter und Kind.

Direkt nach oder vor dem Essen sollte nicht geübt werden.

Abschließend möchte ich noch zu einer Übung kommen, die viele Prinzipien des Qigong in sich vereint.

Die Übung heißt **„Wecke das Qi",** und wie der Name schon sagt, wollen wir mit ihr unsere Energien wecken, zum Dantian führen und uns damit auf weitere Qi-Übungen vorbereiten. Die Ausgangsposition ist die schulterbreite, parallele Grundstellung mit aufgerichteter Wirbelsäule und geöffneten Achselhöhlen. Wir stehen leicht gebeugt und beginnen ganz langsam die Beine ein wenig zu strecken. Dabei heben wir die Arme, ebenfalls in Schulterbreite, ganz entspannt bis in Schulterhöhe. Dann beginnt in den Beinen und im Becken wieder ein sanftes Sinken, und damit Beugen der Knie, wobei die immer noch entspannten Arme diesem Bewegungsimpuls der Hüfte wiederum folgen und langsam herunter sinken bis in die Ausgangsposition.

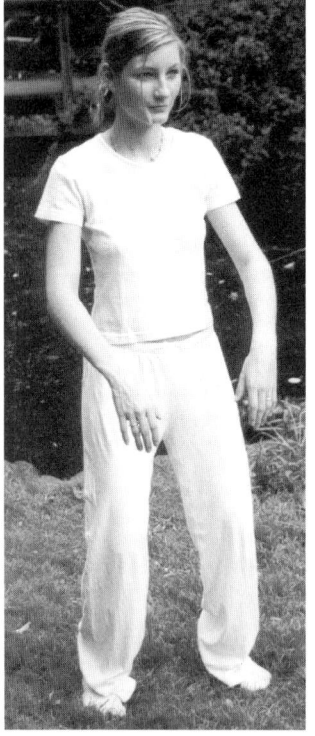
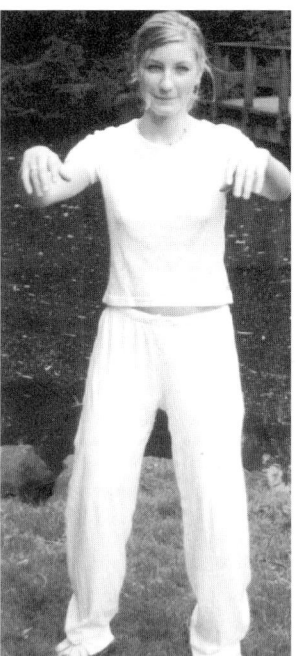
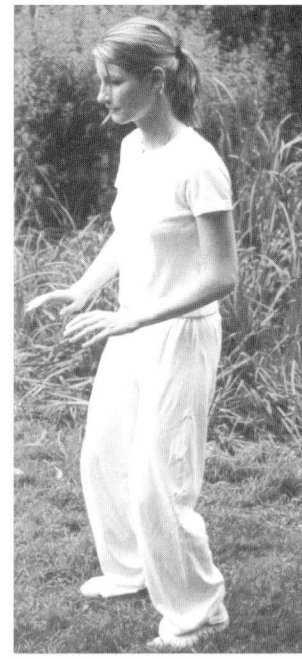

Wenn Sie dies so lange wiederholt haben, bis Sie ruhig, fließend eine gleichzeitige und gleichmäßige Bewegung von Unterkörper und Armen erreicht haben, können Sie die Atmung in diesen Fluss mit einbauen. Während die Beine und das Becken langsam gestreckt werden und die Arme hochsteigen, atmen Sie ein. Wenn die Bewegung zurückgeht und die Arme und Beine sinken, wird ausgeatmet. Auch dieses sollten Sie einige Male üben, bis sich ein ruhiger Fluss in der Bewegung einstellt.

Schließlich können Sie dann noch während der gesamten Übung Ihre Aufmerksamkeit ins Untere Dantian lenken und bis zum Ende der Übung dort belassen. Bitte denken Sie daran, dass dies nicht krampfhaft geschieht. Aber auch das Halten der Aufmerksamkeit sollte nicht hundertprozentig sein. Sie sollen Ihre Aufmerksamkeit im Dantian bewahren, aber auch wieder nicht. Ich weiß, dass dies eine sehr schwierige Anforderung ist, obwohl Sie nach längerer Übungspraxis verstehen werden, was darunter zu verstehen ist. Es ist einfach wichtig, nicht zwanghaft etwas zu tun, sondern natürlich. Sie dürfen nichts forcieren, sondern üben, bis Sie alle Anforderungen auf natürliche Art und Weise erfüllen können, oder sich entsprechende Veränderungen zum Beispiel in der Geistes- oder Körperhaltung einstellen.

Auch bei dieser Übung können sich verschiedenste „Sensationen" oder Veränderungen einstellen. Es kann das Gefühl von Weichheit, immer auf und ab steigenden Wellen oder ähnlichem entstehen. Sie können vielleicht auch das Dantian ganz genau wahrnehmen oder spüren einen Wärmestrom entlang der Arme bis in die Hände. Im Allgemeinen wirkt diese Übung auf die meisten Menschen sehr beruhigend.

Sie haben in dieser letzten Übung also die Aspekte der Atmung, der Bewegung und der Aufmerksamkeitsführung, die harmonisch ineinandergreifen sollen. Die angesprochene Harmonie und das ästhetische Zusammenspiel aller Faktoren entsteht eher von innen heraus denn durch äußerliche Muskelarbeit. Doch dazu ist regelmäßige Übung nun einmal Voraussetzung.

Schlusswort

Ich hoffe, Sie hatten Spaß und Freude mit diesem Buch zu arbeiten und ich habe Ihr „Feuer" derart entfacht, dass Sie sich weiter mit Qigong beschäftigen wollen. Letztlich ist der Grund für Ihren Einsatz und das Üben nicht wichtig. Wichtig ist, dass Sie es tun, Freude empfinden und daran wachsen können.

Alle weiteren Aspekte des Qigong ergeben sich bei konzentrierter, regelmäßiger Übung von ganz allein. Sie dürfen nichts erzwingen wollen. Sie benötigen sowohl Disziplin als auch Freude um wirklich weiter zu kommen und die wahren Geheimnisse der alten Kunst des Qigong erfahren zu können. Sie dürfen das Qigong allerdings auch nicht als lästige Pflichterfüllung sehen und betreiben, denn dann werden Sie wohl kaum in den Genuss der Wirkungen und Resultate des Qigong kommen.

Wenn Sie mir bis hierher gefolgt sind, liebe Leser, dann ist es Ihnen nicht entgangen, dass ich kein Verfechter des „Vereinfachens" bin. Es gibt Autoren und Lehrer die behaupten, dass Qigong sei ganz „easy" oder sozusagen fast nebenbei zu erlernen. Wir hätten das zwar gerne, da wir ja immer auf der Suche nach den leichten, einfachen und trotzdem umwerfenden Sachen im Leben sind. Ich hoffe aber, ich konnte Ihnen vermitteln, dass gerade dies eines der größten Probleme unserer Zivilisation ist.

Ich glaube, dass es ein Teil des Wesens des Qigong und seiner Wirkungen ist, dass wir es uns, im positivsten Sinne des Wortes, erarbeiten müssen. Erfahren auch Sie diesen phantastischen Weg der Selbstkultivierung an sich selbst.

Schließen möchte ich mit einem Zitat von meinem verehrten Lehrer Meister Liu Hanwen:

„Wer wissen will, was es mit dem Qigong auf sich hat, muss es ausprobieren und üben!"

Bibliographie und weiterführende Literatur

Qigong

Zöller, Josefine:	Das Tao der Selbstheilung. Ullstein Taschenbuch
Guorui, Jiao:	Qigong Yangsheng, ML-Verlag
Stiefvater, Erich und Ilse:	Chinesische Atemlehre und Gymnastik, Haug Verlag
Requena, Yves:	Qi Gong, Goldmann Verlag
Olvedi, Ulli:	Das Stille Qigong, O.W.Barth Verlag
Von Wilcke, Ursula:	Basisübungen des Chanmi-Gong - Ausführung und Wirkungen der chinesischen Wirbelsäulen- übungen, LOTUS-PRESS Lingen

Chinesische Medizin

Worsley, J.R.:	Akupunktur - Heilung für Dich, Ryvellus
Temelie, Barbara:	Ernährung nach den Fünf Elementen, Joy Verlag dies.: Das Fünf Elemente Kochbuch
Heinen, Martha P.:	Kochen und Leben mit den fünf Elementen, Windpferd Verlag
Stuhlmacher, Joachim:	Das große Handbuch der chinesischen Naturheilkunde, Windpferd Verlag

Taijiquan

Cheng Man ch`ing:	Ausgewählte Schriften zu T`ai Chi Ch`uan, Sphinx Verlag
Lowenthal, Wolfe:	Es gibt keine Geheimnisse, Kolibri Verlag

Massage

Stuhlmacher, Joachim:	Qigong-Massage - Heilung durch unsere Hände, LOTUS-PRESS Verlag

Musik

Stuhlmacher, Joachim & Hajek, Hilmar:	„Kraft aus der Stille", Meditationsmusik zum „Pfahl-Qigong", LOTUS-PRESS
Silberstorff, Jan & Hajek, Hilmar:	Zhang Zhuang — Die „Stehende Säule" im Taijiquan, LOTUS-PRESS

Kursangebote

Wer Qigong erlernen und praktizieren möchte, suche sich in seiner Nähe zum Beispiel über die Volkshochschulen oder andere Bildungsträger das Kursprogramm. Inzwischen gibt es fast allerorts entsprechende Seminarangebote. Auch einige private Anbieter sind wirklich zu empfehlen. Wichtig für Sie ist es, jemanden zu finden, dem Sie vertrauen und der Ihnen sympathisch ist. Neben einer ausreichenden Qualifikation sollten Sie Wert auf gute Energiearbeit legen. Wenn Sie in jeder Unterrichtsstunde zig neue Übungen erlernen und alles sehr einfach scheint, sollten Sie skeptisch werden.

Der Autor selber bietet verschiedene Seminare und Ausbildungen zum Thema Qigong, Taijiquan, Massage und TCM an. Anfragen zu Ausbildungen zum Kursleiter „Gelenk-Qigong" richten Sie bitte an das:

Ludwig-Windthorst-Haus,
Heimvolkshochschule,
Herr Jackels,
Gerhard-Kues-Str. 16,
49808 Lingen/Holthausen,
fon: ++49 (0)591/6102-134

Oder wenden Sie sich direkt an den Autor:

Joachim Stuhlmacher,
Heidekampstr. 42,
49809 Lingen,
fon/fax: ++49 (0)591-47723,
e-mail: stuhlmacher.joachim@t-online.de,
www.stuhlmacher-joachim.de

Bücher finden Sie unter www.lotus-press.com

Über den Autor:

Joachim Stuhlmacher, Jahrgang 1961, beschäftigt sich seit 15 Jahren mit Entspannungs- und Bewegungssystemen aus dem Fernen Osten. Seit 10 Jahren leitet er Seminare auf diesem Gebiet. Er war mehrfach zu Studienzwecken in China und hat verschiedene Ausbildungen in Qigong, Taijiquan und TCM mit Erfolg absolviert. Er arbeitet als Ausbildungsleiter, Fotograf und Autor. Außerdem ist er im TCM-Zentrum Bad Iburg zuständig für die Bereiche Qigong und Massage.

Die Heilpraktikerpraxis behandelt Patienten mit chinesischer Medizin und führt Vorträge, Praxistage und Seminare durch. Mehr erfahren Sie unter:

www.tcm-zentrum-bad-iburg.de

Aussprache der Chinesischen Begriffe

Da die chinesische Aussprache sehr schwierig und komplex ist, können die angegebenen Laute wirklich nur annähernd die richtige Aussprache wiedergeben.

Qigong	sprich	Tschigung
Taiji	– "	Taidschi
Wu Xing	– "	Wu Sching
Rujing	– "	Rudsching
Daodejing	– "	Daodedsching
Dantian	– "	Dantiän
Mingmen	– "	Mingmen, ähnlich dem Wort Samen
Yongyuan	– "	Jongtschüän
Baihui	– "	Baichui
Laogong	– "	Laogung
Yintang	– "	ientang (langes i) o. bei uns oft Jinntang
Ta-Qi	– "	Ta Tschi
Gu-Qi	– "	Gu-Tschi
Yuan-Qi	– "	Jüän Tschi
Wei-Qi	– "	Wey-Tschi, ahnlich wie Hey
Zhen Qi	– "	Zenn-Tschi
Ying-Qi	– "	Jing Tschi
Zong-Qi	– "	Zong-Tschi
Yin	– "	ien, bei uns oft Jinn
Yang	– "	Jang

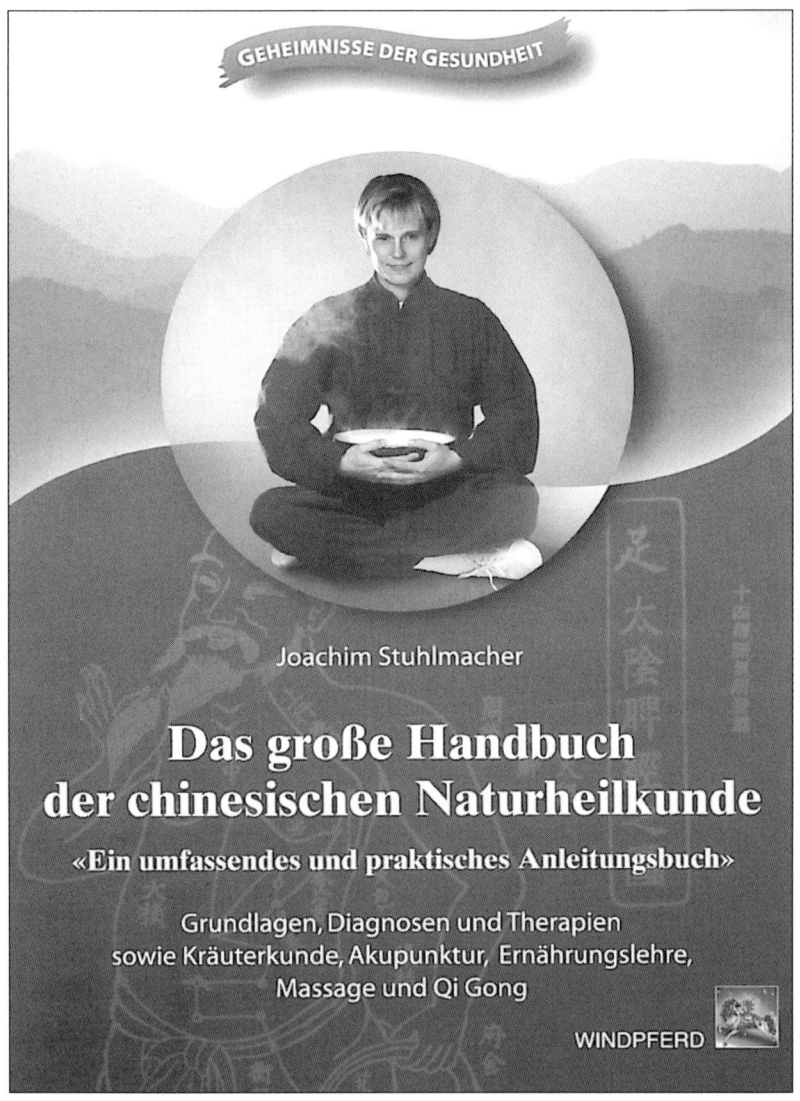

GEHEIMNISSE DER GESUNDHEIT

Joachim Stuhlmacher

Das große Handbuch
der chinesischen Naturheilkunde

«Ein umfassendes und praktisches Anleitungsbuch»

Grundlagen, Diagnosen und Therapien
sowie Kräuterkunde, Akupunktur, Ernährungslehre,
Massage und Qi Gong

WINDPFERD

ISBN: 3-89385-233-6

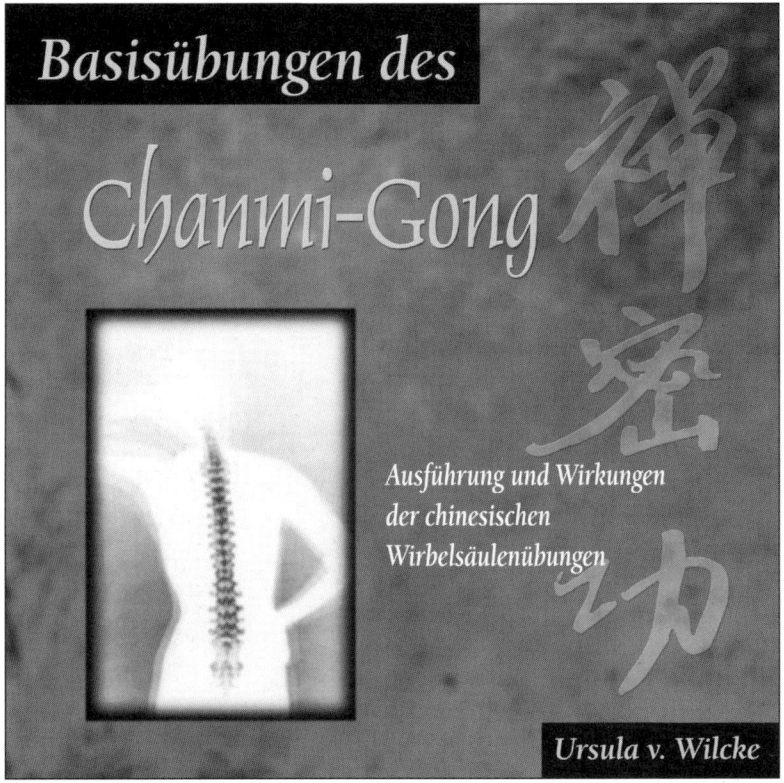

Basisübungen des

Chanmi-Gong

Ausführung und Wirkungen
der chinesischen
Wirbelsäulenübungen

Ursula v. Wilcke

ISBN: 3-935367-13-9

CD „Silence"   15,00 €

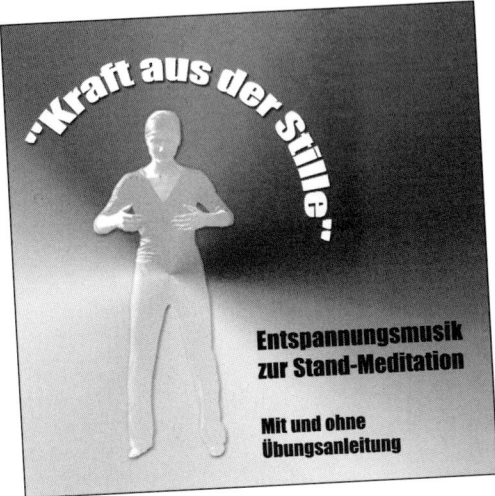

Die CD bietet für 30 Min. wundervolle, die Entspannung fördernde Musik, die speziell für das sogenannte „Pfahl-Qigong" geschrieben wurde. Eine sanfte Stimme führt durch die gesamte Meditation und sorgt durch spezielle Anweisungen für tiefe Wirkungen. Eine Textbeilage mit Fotos erläutert die Methode des „Pfahl-Qigong" anhand der Übung „Umarme den Baum". Die Musik kann auch ohne Übungsanleitung gehört werden.

ISBN: 3-935367-26-0

Videos   zusammen   40,00 €

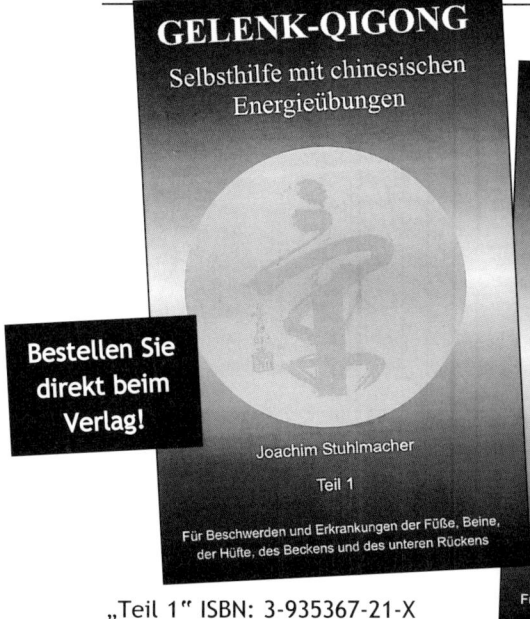

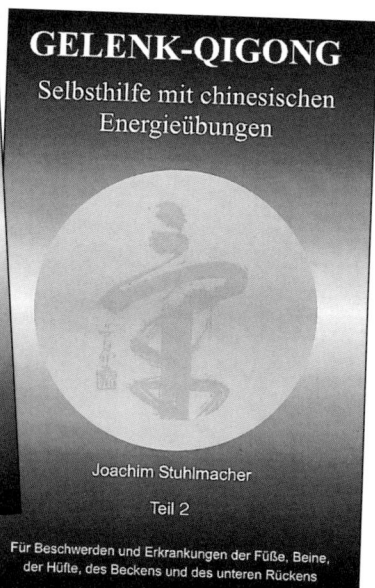

„Teil 1" ISBN: 3-935367-21-X
„Teil 2" ISBN: 3-935367-22-8

Photo & Gedichtband   je 6,00 €

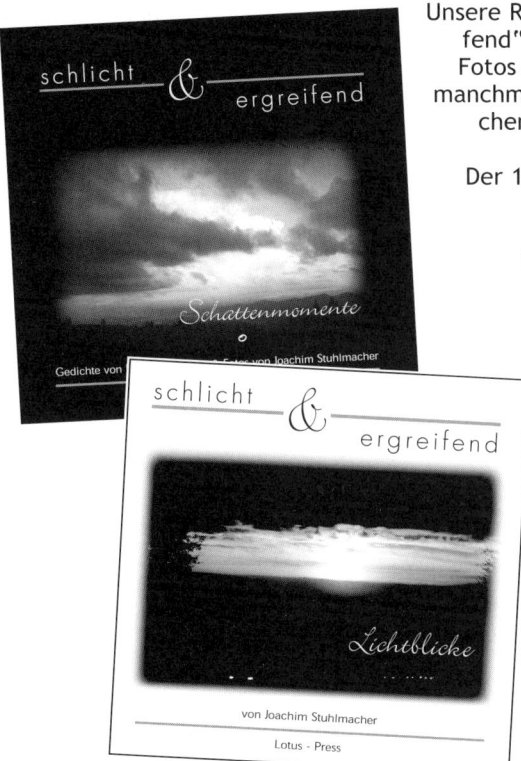

Unsere Reihe „schlicht & ergreifend" zeigt in Gedichten und Fotos die verschiedenen, sich manchmal scheinbar widersprechenden Seiten des doch so wundervollen Lebens.
Der 1. Band widmet sich den „Schattenmomenten", der 2. Band, der im Februar 2003 erscheint, widmet sich den „Lichtblicken".

„Schattenmomente"
ISBN: 3-935367-007

„Lichtblicke"
ISBN: 3-935367-01-5

Vorschau

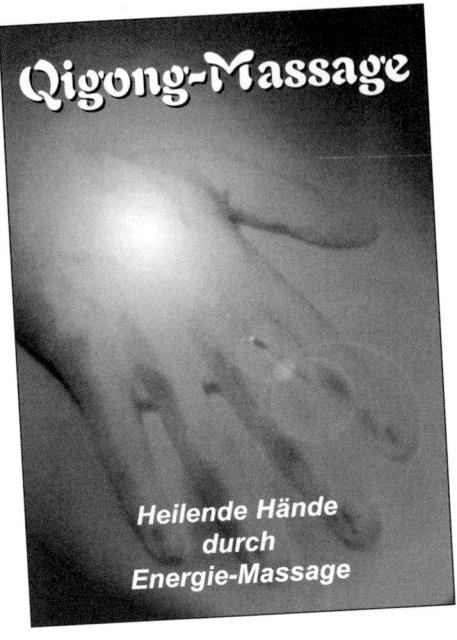

Das Buch erläutert detailliert und sehr praxisnah die Grundlagen wirkungsvoller Energie-Massagen aus China.

Erscheinungsdatum 03/2003.

ISBN: 3-935367-14-7

19,00 €

Auf dieser CD werden die „Basisübungen" und das „Rückenmark waschen" angeleitet. Sanfte Klänge erleichtern das Üben. Ursula v. Wilke verfügt über jahrelange Erfahrung als Kursleiterin für Chanmi-Gong. Jede Übungssequenz dauert ca. 25 Min.

ISBN: 3-935367-27-9

15,00 €

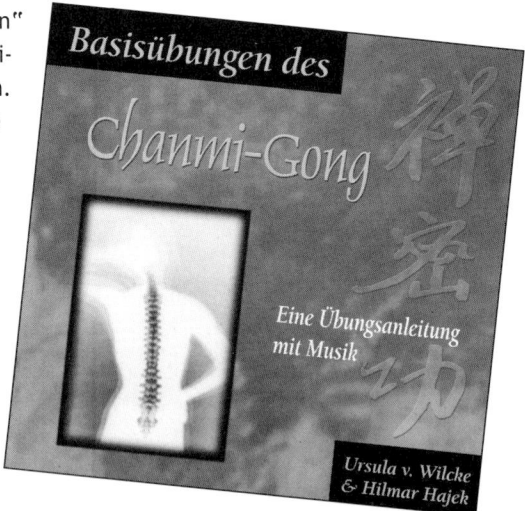